UNE EXPÉRIENCE

SUR

LA RAGE.

UNE EXPÉRIENCE

SUR

LA RAGE,

Suivie de Propositions sur la Nature, le Siége et le Traitement curatif de cette Affection confirmée;

Par G. D. BELLENGER,

Docteur en médecine de la Faculté de Paris, Officier de l'Ordre du Mérite-Militaire de Pologne, ex-Médecin de division à l'armée polonaise, Membre fondateur de la Société Philanthropique universelle.

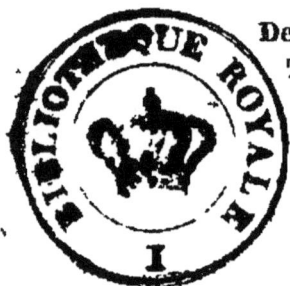

De la préconnaissance du mal naît la TERREUR, et de celle-ci le MAL.

———o———

PARIS,

IMPRIMERIE DE MADAME PORTHMANN,
Rue du Hasard-Richelieu, 8.

1837

A la Mémoire

DE

E.-F.-M. BOSQUILLON,

Docteur-Régent de la ci-devant Faculté de Médecine de Paris, ancien Professeur de chirurgie latine et de matière médicale, Professeur de langue grecque au Collége national de France, Médecin du Grand-Hospice de Paris, Membre de la Société de médecine d'Édimbourg, de la Société médicale d'émulation de Paris, etc.

ET DU

Professeur FLAMANT de Strasbourg,

MON MAÎTRE,

C'est à la méditation du *Mémoire* du premier de ces savants, et aux longs *entretiens* que j'ai eus avec le second, que je dois d'avoir osé *tenter sur moi-même* une EXPÉRIENCE que bien

peu d'hommes, d'ailleurs fort courageux, sont capables de faire, à cause
des nombreux et terribles *préjugés* qui
règnent sur la *Rage* ; *préjugés* que les
médecins eux-mêmes prennent à tâche
d'enraciner davantage.

G.-D. BELLENGER.

Senlis, 1er juillet 1837.

AVANT-PROPOS.

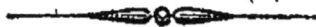

A mon examen de Pathologie interne et externe, en 1829, j'eus pour examinateurs trois professeurs célèbres, trop tôt enlevés à la science, M. *Caillot*, doyen de la Faculté de médecine de Strasbourg, M. *Lobstein*, et M. *Flamant*, professeur d'accouchements. Ce dernier m'interrogea sur la RAGE... Fortement imbu des préjugés populaires sur cette maladie, connaissant à ce sujet mille observations plus effrayantes les unes que les autres, et me rappelant surtout un pauvre enfan' de mon pays qne l'on avait *étouffé* entre deux matelas, je soutenais mordicus à mon savant examinateur que le malheureux que l'on ne *cautérisait* pas sur-le-champ devenait infailliblement *enragé*, et qu'il était perdu sans ressource, le *traitement curatif* de cette affection confirmée étant encore complétement inconnu. M. Caillot m'encourageait à persister dans mon opinion, en approuvant de la tête tout ce que j'avançais. M. Flamant s'en aperçut et se tourna aussitôt vers M. le doyen. « Eh bien, « moi, lui dit-il, je suis persuadé que « le *virus* de la Rage est une *chimère*, « et que la TERREUR, la TERREUR « SEULE est l'unique cause de cette « affection !!... Je vous jure sur l'hon-

« neur, ajouta-t-il, que, si j'étais *mordu*
« par un chien *enragé*, je n'aurais pas
« recours à la *cautérisation*...... » Une
telle opinion, émise avec l'accent de la
plus profonde conviction, bouleversa
toutes mes idées.... Au même instant,
une discussion, brillante de savoir et
de logique, s'engagea entre les deux
examinateurs. Il me sembla que l'avantage en était resté au professeur d'accouchements. Dès lors je résolus de faire
de la Rage une étude approfondie.

« Vers la mi-juillet de la même année, nous fîmes une excursion botanique
dans les environs de Strasbourg avec
M. *Nestler*, notre professeur. Dans un
village, où je m'étais arrêté avec un de
mes condisciples pour prendre un peu de
repos, nous apprîmes qu'un jeune garçon
de 15 ans, *mordu* au coude gauche, quelque temps auparavant, par un chien présumé *enragé*, était en proie, depuis plusieurs heures, à la *Rage* la plus violente,

et qu'on venait d'aller chercher un chirurgien pour le faire périr d'hémorrhagie ;
et que, si l'homme de l'art tardait trop
à arriver, on tuerait le pauvre patient
avec une arme à feu. C'était plus qu'il
n'en fallait pour exciter notre commi-
sération. Nous résolûmes aussitôt de
prodiguer tous nos soins au malade.

« Nous n'employâmes que des moyens
insignifiants, tels que *sinapismes*, *ventouses sèches* et *scarifiées*, promenés sur
différentes parties du corps. Mais nous
traitâmes le malheureux enragé avec la
plus grande douceur. Surtout, nous
eûmes l'heureuse idée d'écarter les curieux, dont les visages effrayés ne lais-
saient que trop percer toute l'horreur
que leur inspirait ce hideux spectacle.
A dater de ce moment, le malade fut
plus calme, et *n'eut plus aucune envie de
mordre*. Et cependant, quelques instants
auparavant, il voulait se jeter sur tous
ceux qui l'approchaient, sans en excep-

ter ses père et mère. Plus d'une fois il nous remercia, et nous embrassa les mains avec les démonstrations de la plus vive reconnaissance.

Avant notre arrivée, il avait eu sept ou huit accès ; il en eut cinq en notre présence : le dernier fut le plus long et le plus violent de tous. Après quinze ou vingt minutes d'agonie, cet infortuné rendit le dernier soupir....

Voilà le premier cas de Rage confirmée dont j'ai été témoin oculaire.

Le lendemain de cet évènement, je rendis compte à M. Flamant de ce que j'avais vu. C'est alors qu'il m'exposa tous les plus solides arguments, qui militaient en faveur de l'opinion de l'illustre *Bosquillon,* qu'il partageait sans restriction. Bref, il me convainquit, et m'engagea fortement à choisir cette maladie pour sujet de ma dissertation inaugurale, en m'offrant d'être mon président.

A vrai dire, cette matière me tentait fort : j'aurais nié l'existence du *virus rabien*, et j'aurais défié mes examinateurs de me citer UNE SEULE OBSERVATION BIEN AUTHENTIQUE d'IDIOT ou d'ENFANT de deux ou trois ans, qui aient été atteints de cette affection : preuve sans réplique que la TERREUR en est bien l'unique cause. Mais ce qui m'empêcha de la traiter, ce fut de ne pouvoir préciser le *siége*, ni indiquer la *nature* de cette maladie, et, partant, de n'avoir rien de rationnel, rien de certain à proposer pour son *traitement curatif*, lorsqu'elle est confirmée ou arrivée à sa troisième période. Néanmoins, je me promis bien de savoir à quoi m'en tenir au juste sur le *virus*, si jamais le hasard m'offrait un second cas de ce genre.

Sept ans après, le 1er juillet 1836, j'eus occasion de voir la Rage pour la seconde fois....

Il y a aujourd'hui un an que je me suis INOCULÉ LE VIRUS LYSSIQUE, c'est-à-dire la *salive* de l'*enragée* dont on va bientôt lire l'observation.

Ce que j'ai éprouvé, pendant plus de six mois, m'a mis à même de préciser le *siége* de cette affection, sa *nature*, et d'indiquer le *traitement curatif*, qui lui convient dans tous les cas et chez tous les individus, qu'elle soit spontanée, traumatique ou communiquée.

Une pareille EXPÉRIENCE ne pouvant nécessairement être crue sur parole, J'ANNONCE en ce jour à tous les médecins de France, voire de l'Étranger, mais surtout à MM. *Breschet* et *Magendie* (1), que *je suis prêt à me faire INO-*

(1) Tous les médecins savent que MM. *Magendie* et *Breschet* prétendent avoir *communiqué la rage*, dans l'été de 1813, à tous les chiens du quartier qui sont tombés sous leur main, après avoir *inocule* à deux de ces animaux bien portants *la bave* d'un homme enragé, nommé *Surlu*, mort à l'Hôtel-Dieu de Paris, le 20 juin de la même année. MM. Magendie et Breschet disent que

CULER DE NOUVEAU *le virus lyssique*, pris sur n'importe quel animal
ENRAGÉ , bipède ou quadrupède.

Avec Bosquillon et Flamant, je n'ad-
mets qu'une seule et unique cause de
la Rage humaine confirmée, c'est la
TERREUR.

Pour résumer, j'ai vu deux cas de
Rage humaine en 7 ans. Il y a bien peu
de médecins qui puissent en dire autant,

l'un des chiens seulement enragea le 27 juillet suivant.
De l'autre *inoculé*, ils ne parlent point. Cependant, il
eût été bon, ce me semble, de nous apprendre ce qui lui
advint, ce qu'il devint. Comment se fait-il qu'il ne soit
pas devenu *enragé* comme le premier ?.... Avant ces messieurs, les *Vaughan*, les *Babington*, les *Giraud*, les *Bosquillon*, les *Girard*, et les *Paroisse*, en Angleterre et en
France, tous médecins ou chirurgiens pour le moins aussi
célèbres, aussi véridiques que MM. *Breschet* et *Magendie*,
avaient tenté *les mêmes expériences, sans aucun succès,*
c'est-à-dire *sans qu'aucun des animaux inoculés ait
contracté la rage, malgré les précautions prises pour
assurer la contagion.* Qui croire de ces habilissimes expérimentateurs ? Le plus grand nombre assurément s'en
rapportera aux modernes : mais, moi, je m'en rapporte
aux anciens, et j'ai de bonnes raisons pour cela.

même parmi ceux qui ont composé des livres ou publié des articles sur cette maladie. Aussi, m'en rapporté-je uniquement à ce que j'ai vu, de mes propres yeux vu.... Tout ce que, depuis nombre d'années, on a dit et écrit à ce sujet, de plus ou moins subtil, de plus ou moins inepte, est pour moi l'équivalent de *zéro*. Et c'est afin de couper court à toute espèce de polémique oiseuse, de logomachie, dont les gens de l'art sont généralement trop amoureux, que je propose de RÉITÉRER une EXPÉRIENCE, qui, j'en suis sûr, fera pour la *Rage* ce qu'a fait pour la *variole* l'immortelle découverte de Jenner.

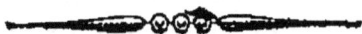

UNE EXPÉRIENCE
sur la Rage.

OBSERVATION SOMMAIRE.

Quatre personnes sont mordues par le même chien, *présumé enragé.* — Trois d'entre elles, *cautérisées sur le-champ ou à peu-près*, n'éprouvent aucun accident sérieux. — La dernière, qui ne se fait *cautériser* que le quatrième jour, devient *enragée*, au bout de quarante-cinq jours, et *meurt* après treize heures d'atroces souffrances.

❦

PREMIÈRE PARTIE.

—

CIRCONSTANCES COMMÉMORATIVES.

« Madame la baronne Ivendoff, âgée de cinquante ans, d'un *tempérament bilieux*,

2

demeurant à Saint-Léonard, canton et arron-
dissement de Senlis (Oise), avait un tout
petit *griffon* qu'elle aimait à la folie. Dans
les premiers jours du mois d'avril 1836,
cette bête ultra-chérie fut mordue par un
chien suspect : quelques semaines après, elle
devint triste, perdit l'appétit, et tomba
malade. Sa maîtresse fit appeler aussitôt
M. Rouyère (1), médecin-vétérinaire, à Senlis.
Ce monsieur, reconnaissant les symptômes
de la *rage mue*, prescrivit un traitement
convenable, en engageant, toutefois, madame
Ivendoff et ses gens à prendre les plus
grandes précautions. Mais cette dame, d'une
constitution éminemment irritable et d'un
caractère entier, ne tint aucun compte de
la sagesse de ces conseils. Elle continua à
prodiguer des soins à son chien, *qu'elle ne*
pouvait croire enragé, et ne voulut jamais
qu'on l'attachât, comme on le lui avait
recommandé. La nuit, elle le couchait sur

(1) MM. Rouyère et Bergeron, tous deux médecins-
vétérinaires distingués, m'ont assuré que *rien n'était*
plus facile que le diagnostic de la rage. Aussi le premier m'a-t-il juré que le griffon de madame Ivendoff,
était *enragé*, et le second *qu'il ne l'était pas...*

son lit; le jour, elle le tenait sur ses genoux.
Rien ne la contrariait plus que les frayeurs
qu'il causait à ses domestiques; elle se fâcha
même avec son neveu qui, *mordu au bras*,
vint en toute hâte, à Senlis, se faire *cautériser* (1) par M. le docteur Tavernier.

Tant de soins furent inutilement dé-
pensés. Le mal du griffon empira, et parvint
à son apogée, le dimanche 16 mai. Ce même
jour, à neuf heures du matin, l'animal

---

(1) C'est en allant aux étangs de Commelle avec sa tante,
que ce monsieur fut mordu, à deux lieues au moins de
Senlis. En supposant que ce monsieur soit venu avec le
plus de célérité possible, il ne peut avoir parcouru ce
trajet en moins de 45 ou 50 minutes... Mais *s'il y avait
virus*, comme on le prétend, la *cautérisation*, faite au
bout de trois quarts d'heure, *ne serait-elle pas inutile?*
Le virus ne serait-il pas déjà absorbé, passé dans le tor-
rent circulatoire, de manière à n'en pouvoir être éliminé
par aucun moyen humain? Tous les jours, ne fait-on
pas rhabiller, après huit ou dix minutes, les enfants
auxquels on a inoculé le virus-vaccin? Ne les regarde-
t-on pas alors comme bien inoculés, parfaitement vac-
cinés? Pourquoi le même laps de temps *ne suffirait-il
pas à l'inoculation du virus-rabien*, s'il existait réellement? En faut-il davantage aux autres virus. ou autant au venin de la vipère et du serpent à sonnettes,
pour empoisonner l'économie tout entière!.....

furieux se jeta sur sa maîtresse qui le caressait, et la *mordit à l'éminence thénar de la main droite.* La plaie, qui. avait une ou deux lignes de profondeur, saigna pendant assez longtemps. C'est alors que madame Ivendoff se décida à partir pour Chantilly, afin de consulter le médecin-vétérinaire, M. Bergeron. Elle s'y rendit en effet, portant son chien dans ses bras, et accompagnée du père Carton, son jardinier. M. Bergeron fut *mordu* à la *main,* pendant qu'il examinait l'animal qu'on venait de lui amener; mais il eut le bon esprit de se retirer de suite, *sans doute pour cautériser sa blessure* (1).

---

(1) Ces détails préliminaires m'ont été donnés en grande partie, par le père Carton, qui était le factotum de la baronne. Ils sont en contradiction manifeste avec ce que j'ai appris de M. Bergeron lui-même, le 30 juin dernier; ce monsieur m'a juré que le chien de madame Ivendoff *n'était point enragé,* lorsqu'il le vit (*a*), qu'il

(*a*) Désirant connaître au juste *le jour* et le *quantième* du mois où M. Bergeron a vu le griffon de madame Ivendoff, j'ai prié une personne de Chantilly de lui demander ce petit renseignement... Mais M. Bergeron a trèscavalièrement refusé de l'indiquer. Je n'y avais pas songé la veille...

« Sur les sept heures du soir, au moment où madame Ivendoff traversait la pelouse de Chantilly pour regagner son domicile, elle fut *mordue* de nouveau à l'extrémité du *doigt indicateur* de la *main droite* : les dents de l'animal s'enfoncèrent de plus de deux lignes dans les chairs ; l'ongle même fut divisé. Le père Carton, en voulant porter

était seulement atteint d'une espèce de *Satyriasis*. Il paraît que le gland de l'animal, sorti et tuméfié, était étranglé par son enveloppe préputiale, à peu près comme dans le paraphimosis de l'homme. Le chien qui était venu de Saint-Léonard à Chantilly sur les genoux de sa maîtresse, sans la mordre, n'a pas tenté une seule fois de se jeter sur M. Bergeron, *qui lui était inconnu ;* il ne l'a mordu que quand ce monsieur a touché aux parties malades, afin d'avoir une connaissance exacte de leur état. M. Bergeron ne s'est point *cautérisé,* comme me l'avait dit le père Carton : il s'est contenté de laisser saigner ses blessures dans l'eau, autant que possible ; ensuite il les a légèrement bassinées avec de l'alcool camphré...

M. Bergeron *m'a donné sa parole d'honneur,* en présence d'une personne de sa maison, que le chien de madame Ivendoff était si peu enragé *qu'il a mangé du sucre et bu du lait* chez lui ; et qu'après, ce petit animal avait sauté à plusieurs reprises sur les genoux de sa maîtresse qui s'en effrayait, et recherché ses caresses, comme s'il eût été très-bien portant.

secours à sa maîtresse, fut également *mordu*
sur le dos de la *main droite*. Cet homme,
loin de perdre la tête, courut à toutes jambes
vers le bassin de la pelouse; il y lava sa main
avec le plus grand soin; puis, il eut la salutaire précaution d'uriner dessus. Rentré chez
lui à neuf heures du soir, il relava sa main,
fit resaigner sa blessure et la cautérisa avec
une broche, à deux ou trois reprises différentes. Madame Ivendoff, uniquement oc-
cupée de l'état de son chien, ne voulut rien
écouter, et s'emporta même contre son jardinier, qui la suppliait de faire appeler le
docteur Tavernier, son médecin, afin de
recourir aux moyens convenables.

« Le griffon mourut dans la nuit, ou dans
la matinée...

« Pendant les trois premiers jours, madame
Ivendoff, plongée dans la plus profonde
affliction, ne songea qu'à la perte qu'elle
venait de faire : mais le quatrième, elle
commença à *concevoir des craintes*... M. Tavernier fut mandé; il *rouvrit ses blessures*,
et *les cautérisa* à fond, le 19 ou le 20
du même mois. A dater de ce moment, la
baronne fut tellement frappée de son double

accident du 15 qu'elle ne cessait de répéter à ses domestiques : « Je suis perdue ;
« il faut que je meure ; assurément, *je de-
« viendrai enragée ;* mon médecin lui-même
« en est persuadé, *puisqu'il m'a cauté-
« risée...* » Enfin, ne pouvant plus tenir à sa
maison de campagne, le 21 elle partit pour
Paris. (Je sais de bonne part que la rage
y fut l'objet continuel de ses conversa-
tions.) Elle revint à Saint-Léonard le samedi,
25 juin. (A cette époque, les deux plaies de
la main étaient parfaitement cicatrisées.) Le
lendemain, après dîner, elle se promena
plusieurs heures dans son parc, s'entretenant
de son malheureux chien, pleurant sur le
tombeau que sa tendresse lui avait élevé, et
redisant au père Carton, qui l'accompagnait,
que bientôt *elle n'existerait plus....* Sur les dix
heures, elle jeta un cri perçant, et se plaignit qu'*une douleur atroce, partie de ses
blessures, venait de monter le long de son bras*
avec la rapidité de l'éclair, et de *s'arrêter à
la gorge,* où elle déterminait un *sentiment
de constriction,* une sorte *d'étranglement.* Le
père Carton engagea sa maîtresse à rentrer,
l'assurant que ce n'était qu'une *fraîcheur*

sans conséquence, occasionnée par l'humidité de la soirée. Des frictions avec l'huile d'olive furent pratiquées sur le bras, que l'on recouvrit de flanelle. La baronne se mit ensuite au lit ; mais elle fut très-agitée toute la nuit, et ne put goûter le moindre repos.

« Le lundi matin, le docteur Tavernier se rendit auprès d'elle. Ce médecin, croyant avoir affaire à une *affection purement rhumatismale*, ordonna des fumigations émollientes, et des fomentations de même nature sur le membre endolori. Cette médication parut amender le soi-disant rhumatisme, mais, le *mal de gorge* augmentant en proportion, il survint de la *dyspnée*. M. Tavernier, diagnostiquant cette fois une *bronchite* légère, tira huit ou dix onces de sang à la malade, et fit la prescription suivante, que je reproduis textuellement : « Potion béchique et ano-« dine, à prendre par cuillerées, toutes les « deux heures. — Poser autour du col un « cataplasme que l'on aura soin de changer, « dès qu'il commencera à se refroidir. — « Faire une fumigation, préparée avec de « l'eau bouillante et des fleurs de sureau. — « Pour tisane, une infusion chaude de fleurs

« de mauve ou de guimauve. — Se garga-
riser avec du lait. — Prendre un pédiluve
« dans quantité d'eau suffisante pour que les
« pieds soient mouillés jusqu'aux chevilles,
« y ajouter trois fortes cuillerées de sel... »
Ces moyens, si rationnels, échouèrent complètement. Les inquiétudes de la baronne de-
venaient de plus en plus poignantes; ses
souffrances croissaient à chaque minute. Les
jours se passaient dans une agitation inces-
sante; et les nuits, à peine s'était-elle as-
soupie qu'elle se réveillait en sursaut,
accablée de fatigue et baignée de sueur,
après avoir fait les rêves les plus épouvan-
tables. Cette pénible situation se prolongea
jusqu'au jeudi, 30 juin. Mais alors, aux plus
sinistres appréhensions succédèrent de terribles réalités. »

DEUXIÈME PARTIE.

—

RAGE TRAUMATIQUE

SE MANIFESTANT LE 45e JOUR, ET SE TERMI-
MINANT PAR LA MORT, APRÈS 13 HEURES
D'ATROCES SOUFFRANCES,

« Le vendredi, 1er juillet, *quarante-cinq
jours après ses morsures*, madame Ivendoff
eut ; à deux heures du matin, un premier *ac
cès* de sept à huit minutes, parfaitement ca-
ractérisé, et pendant lequel la malade pous-
sait, non pas des cris, mais des *hurlements*,
qui jetèrent parmi ses gens l'épouvante et la
consternation. Sur les cinq heures, après le
deuxième *accès*, elle rendit par en haut une
assez grande quantité de matières séro-bi-
lieuses, porracées. Aussitôt elle envoya cher-

cher le docteur Tavernier. Ce Monsieur, peu inquiet d'une affection morbide qu'il regardait comme légère, promit au domestique de voir sa maîtresse dans la matinée. Madame Ivendoff, pressentant toute la gravité de son état, ne put se contenter d'une pareille réponse. Elle renvoya sur-le-champ son domestique à Senlis, avec ordre exprès de ne pas revenir sans moi, ou sans l'un de mes confrères. Je partis de suite, et j'étais auprès d'elle à huit heures et demie. A mon arrivée, la malade, qui venait d'avoir un troisième *accès*, était à demi-couchée sur un canapé, et présentait les symptômes suivants :

« La face d'un rouge violet portait l'empreinte de la souffrance et de la terreur ; les yeux étaient injectés, brillants, largement ouverts et très-saillants; les téguments du cou gonflés et plus rouges que dans l'état naturel. Le tronc, et les extrémités surtout, étaient mouillés par une sueur froide, bien que la chaleur atmosphérique fût très-élevée. Le pouls était concentré, profond, filiforme, et les battements du cœur presque imperceptibles. L'intérieur et le fond de la bouche n'offraient aucune trace de phlogose. Le

voisinage du frein et la *face inférieure de la
langue*, examinés avec le plus grand soin,
ne présentaient rien d'anormal. (N'étant
point le médecin ordinaire de madame Ivendoff, j'ignore si les *petites pustules blanchâtres*, ou *lysses*, que l'on dit contenir le *virus
hydrophobique*, et signalées pour la première
fois par MM. Salvatori et Marochetti, ont
existé, dans la quinzaine qui suivit l'accident. Si je l'avais été, j'aurais su très-certainement à quoi m'en tenir à ce sujet). L'hydrophobie (1) était à son zénith; la *voix en-*

---

(1) L'*hydrophobie* n'est point un symptôme essentiel à
la rage : on la rencontre souvent dans beaucoup d'autres
affections, telles que les inflammations intenses du
larynx et de l'œsophage, l'hystérie, etc., etc. Dans l'affection qui nous occupe ici, l'*hydrophobie* vient uniquement
des *mouvements* que la *déglutition* imprime au larynx.
Le malheureux *enragé* n'ose étancher la soif qui le dévore, de peur que ces *mouvements*, en réveillant le
spasme laryngien ou *glotto-spasme*, ne ramènent la
suffocation. Celle-ci tuera infailliblement le patient, si
une ouverture artificielle, pratiquée au larynx ou à la
trachée-artère, ne vient pas s'opposer à temps au trouble, à la suspension de la respiration, la plus vitale de
toutes les fonctions humaines. — La crainte du *poison*
peut bien encore empêcher l'enragé de boire...

rouée, rauque. (1) Au reste, pas le plus petit gonflement, pas la moindre rougeur aux
deux plaies de la *main droite*, qui étaient,
comme par le passé, très-bien cicatrisées,
parfaitement consolidées...

« Madame Ivendoff épuisée, et pouvant à
peine articuler quelques mots, me pria de
m'adresser à M. Cardon, maire de Saint-
Léonard, qui se trouvait là, afin de recueillir les renseignements capables de m'éclairer
sur son état. Ce Monsieur prenant incontinent
la parole, me dit : « Madame la baronne a
» perdu, ces jours passés, un petit chien
» qu'elle aimait beaucoup ; la veille de sa
» mort, cet animal l'a mordue à la main
» droite. Aujourd'hui, Madame se figure que
» son chien était enragé : de sorte qu'elle est
» malade d'*imagination* !!! »

(1) Cette *altération constante* de la voix ne suffit-elle
pas de reste pour *localiser* la rage, et indiquer que le
larynx en est le seul et véritable siége ?

D'ailleurs, avant même qu'il y eût rage déclarée,
rage confirmée, rage à la troisième période, n'était-ce
pas déjà une partie des *voies aériennes* qui était prise,
puisque le médecin ordinaire de madame Ivendoff avait
diagnostiqué une légère *bronchite*.....

« A ce mot d'*imagination* , la malade entre
en fureur , impose silence au narrateur , lui
commande de sortir au plus vite, et est saisie
à l'instant même d'un nouvel *accès* , en tout
semblable aux précédents , mais plus violent
et accompagné de *hurlements* plus forts.
(C'est pendant cet accès qu'on m'instruisit
des circonstances commémoratives , consi-
gnées dans la première partie de cette observation). Quand je revins auprès de la ma
lade , l'accès était terminé. (La figure , les
yeux , le corps et le pouls étaient dans l'état
décrit plus haut). Alors , elle me fit signe de
m'asseoir à son côté , et me dit à voix basse,
pénible , étouffée : « Eh ! bien , monsieur ,
» vous avez vu si je suis malade d'imagina-
» tion!!! Moi , malade d'imagination ! Mais
» il n y a pas au monde deux femmes plus
» courageuses que moi... Tenez , en voilà
» une preuve entre mille : à l'époque de la
» révolution de juillet , mon neveu , qui est
» militaire , avait un de ses meilleurs amis
» capitaine dans la Garde-royale-suisse. Mon
» neveu , craignant que son ami ne fût tué,
» était en proie à la plus vive inquiétude. Je
» m'en aperçus et lui proposai d'aller ensem-

» ble , au milieu des balles et de la mitraille,
» nous informer du sort d'une personne qui
» lui était si chère. Devinez qui refusa ? Ce
» fût mon neveu.... Voilà, monsieur, la
» femme que l'on vous a dite pusillanime,
» malade d'imagination, malade de peur ! »

« Au moment de l'accès, la malade se levait précipitamment, en poussant les affreux
hurlements dont j'ai déjà parlé. Pendant toute
sa durée, elle se tenait debout, immobile,
le corps, la tête et le cou raides, tendus,
mais quelque peu inclinés plutôt à gauche
que du côté opposé, et les bras appuyés sur
les épaules de deux domestiques. La face,
s'*injectant graduellement*, devenait bientôt
violâtre et offrait alors un aspect réellement
effroyable. Les yeux faisaient saillie ; le col
tuméfié rougissait fortement : à sa partie supérieure et antérieure, j'ai *constamment* remarqué une *dépression* (1) *considérable*, ca-

___

(1) Ce symptôme, qui n'a encore été signalé par aucun des auteurs qui ont écrit sur la rage, est une bien
précieuse *indication* pour le traitement curatif de cette
affection. Car, c'est par là, sans nul doute, que la *mort*
arrive, déterminée par *l'asphyxie par strangulation*,
par la suspension de *l'hématose*, dont la cause immédiate

pable de loger une aveline de moyenne grosseur. Souvent, les urines et les matières
fécales s'échappaient involontairement.

« Il est impossible de se faire une idée juste
de ce *terrible moment* à la peinture écrite , si
pittoresque qu'elle soit.

«Je ne crains pas que l'on me taxe d'exagération , en affirmant que le médecin le plus
courageux , le plus intrépide , le plus froid ,
le plus impassible , est incapable d'assister ,
pour la première fois , à *un accès de rage* ,
sans frémir , sans sentir ses cheveux se héris-
ser. Rien de plus déchirant, en effet, que
cet atroce spectacle : c'est l'*asphyxie par
strangulation*, plus , non pas des cris (l'ex-
pression est trop mitigée) mais d'épouvan-
tables hurlements....

« La malade retombait anéantie sur son
canapé , dès que l'accès était passé. A mesure que celui-ci s'éloignait , le pouls *se re-*

ne peut être attribuée qu'au *spasme,* à la *convulsion,* à
la *crampe des muscles constricteurs* de la *glotte*...Aussi,
la dénomination de *glottalgie* conviendrait-elle beaucoup
mieux que le mot insignifiant de *rage.* Elle indiquerait,
à la fois, et le *siége* et la *nature névrosique* de cette affection.

levait., la *respiration* et les autres fonctions se *rétablissaient* plus ou moins complétement. (Notons ici que les accès se terminaient presque tous par des vomissements de matières, d'abord claires et incolores, ensuite épaisses, verdâtres, et même d'un noir porracé.)

« Dans les entr'accès, un assistant qui marchait trop vite, bruyamment, ou parlait trop haut, la faisait frissonner. Une pression, même légère, lui arrachait un cri perçant : « Lâchez-moi, s'écriait-elle avec force, vous me faites mal. » La moindre *agitation de l'air* l'incommodait au point qu'elle ordonnait très-brusquement de fermer la porte par laquelle on venait d'entrer ; puis, quelques instants après, elle la faisait ouvrir assurant *qu'elle avait besoin d'air*, pour ne pas *étouffer* : ce qui ne l'empêchait pas de la faire refermer, dès qu'elle était restée ouverte pendant une ou deux minutes. Ces scènes se renouvelaient sans fin dans l'intervalle des accès....

« Quoique la malade *n'écumât* pas le moins du monde, continuellement elle crachotait sur son mouchoir une salive blanche, visqueuse, qu'elle paraissait arracher avec, beaucoup de peine, et qu'elle examinait avec une extrême inquiétude, en me disant : « *Tenez, voyez, je suis enragée.* »

Afin de calmer son moral, je lui jurai sur l'honneur qu'elle n'était point atteinte du mal qu'elle redoutait si fort, mais d'une affection purement nerveuse, qui s'apaiserait bientôt, à l'aide des moyens que je venais de prescrire (*sinapismes à la partie interne des mollets et sur l'épaule droite. — Vésicatoire à la nuque*) : Je crachai même sur mon mouchoir, et parvins à lui persuader, non sans peine, qu'il n'y avait pas la moindre différence entre ma salive et la sienne.... A dater de ce moment, elle devint plus tranquille. Je gagnai sa confiance entière ; elle m'assura même qu'à l'avenir elle n'aurait jamais d'autre médecin que moi. Je profitai de ces bonnes dispositions pour lui proposer de boire un peu de café au lait qu'elle aimait beaucoup. « Mais, croyez-vous donc qu'il me » soit possible de boire, me demanda-t-elle ?» Je la priai d'essayer, et elle y consentit. Je lui présentai moi-même une petite cuillerée de café ; le liquide avait à peine effleuré ses lèvres qu'elle le rejeta avec terreur ... Un nouvel accès survint aussitôt.

« Après chaque accès, je ne quittais pas les côtés de la malade. Je lui prenais les mains avec effusion, lui causant avec la plus grande douceur de choses et d'autres, et composant mes traits, afin de lui cacher les craintes qui m'agitaient intérieurement. En faisant seul les frais de la conversation, j'espérais l'empêcher de songer à son état, dont elle s'occupait excessivement. Elle nous remercia, maintes fois, de nos soins empressés, nous suppliant de lui pardonner sa brusquerie et ses emportements : « Ces manières ne » me sont point naturelles, nous disait-elle; » ne les attribuez qu'à l'atrocité de mes » souffrances, qui, très certainement, me » feront perdre la tête, si vous ne parvenez » à me procurer du soulagement.... »

D'ailleurs, je dois faire observer qu'elle n'eut *aucune envie de mordre* : (1) une seule

_____

(1) Ce symptôme n'est point essentiel à la rage humaine. Il ne s'observe JAMAIS chez l'*enragé* que l'on traite avec douceur, que l'on entoure de soins affectueux. On le remarque seulement chez le malheureux que l'on brutalise, et que l'on veut faire périr de mort violente. Dans ce cas, le pauvre patient, qui n'est que trop certain de l'effroi qu'il inspire, menace les assistants de les

fois, cependant, elle me dit qu'elle éprouvait comme le besoin de *grincer des dents.*
Encore se refusa-t-elle à me répéter cette
phrase, quand je l'engageai à vouloir bien
m'en préciser le sens, et m'expliquer pourquoi elle éprouvait un besoin si singulier.

« Sous l'influence de la médication em-
ployée, il sembla que les accès perdaient de
leur fréquence. L'*espoir revint à la malade,*
qui me pria de ne la point abandonner. A
cet effet, elle m'invita à dîner, pria made-
moiselle Victoire Cardon, qui ne l'avait pas
quittée depuis le matin, de vouloir bien me
faire compagnie, et donna elle-même des
ordres, *avec une présence d'esprit admira-*
ble (1), pour que nous fussions traités le
mieux possible.

mordre, afin de les épouvanter et de se soustraire ainsi
aux traitements inhumains dont on l'accable. Cette ing-
nieuse tactique ne prouve-t-elle pas d'une manière péremptoire que *l'enragé* jouit constamment de l'intégrité
de ses facultés intellectuelles ? En serait-il de même,
si un *virus* avait *empoisonné* les *fluides* de son économie ?

(1) Nouvelle preuve de l'intégrité des facultés morales, et surtout de *l'inaltération* des fluides.

« Malheureusement, cet amendement ne fut pas de longue durée. Vers midi et demi, il se manifesta un *accès* tellement atroce que la malade resta, pendant plusieurs minutes, sans donner signe de vie. Les domestiques présents se mirent à pleurer : l'un d'eux, le père Carton, dont j'ai parlé précédemment, se sauva en criant que sa maîtresse était morte, et courut en donner avis à M. Cardon. Cependant, à l'aide des moyens usités dans la syncope, la *respiration* se rétablit par degrés, mais faiblement. Je ne doutai plus qu'au premier accès la malade succomberait. Au retour de M. Cardon, elle avait recouvré connaissance ; mais le pouls était à peu près nul ; la *raucité* de la voix s'était accrue ; la *respiration* se faisait on ne peut plus mal. Madame Ivendoff n'articulait plus quelques mots qu'à voix basse et avec une extrême difficulté. Et pourtant *elle jouissait encore de l'intégrité de ses facultés intellectuelles* (1), reconnaissant tous les

(1) J'insiste à dessein sur cette particularité majeure, afin de réduire à sa juste valeur l'opinion qui fait consister la rage dans *l'altération des fluides*. Je croirai à

assistants , et même son médecin ordinaire ,
qui venait d'arriver. Ne pouvant lui faire
aucun reproche de vive voix, sa figure ex-
prima , de manière à ne pas s'y tromper, le
mécontentement qu'elle ressentait de sa tar-
dive visite , de l'abandon où il l'avait laissée.
Elle finit même par répondre *avec beaucoup
de justesse* au peu de questions qu'il lui
adressa.

« A deux heures précises, 12 heures jus-
tes après le premier *accès*, il en survint *un
dernier*, qui dura au moins 20 minutes, et
précéda l'agonie; sur la fin de celui-ci, furent rendues par en haut des matières d'un
noir verdâtre, semblables à celles que j'ai
mentionnées plus haut....

« A 3 heures de relevée, 13 heures après
l'invasion de la maladie, Mme la baronne
Ivendoff avait cessé d'exister....

« M. le docteur Tavernier ne fut témoin,
si j'ai bonne mémoire, que du dernier accès.
Malgré mes assertions formelles, ce méde-

cette *altération,* quand on me l'aura *matériellement
démontrée.* Si on ne le peut, il m'est bien permis de demander comment on sait qu'elle existe. Dans le doute, il
faut toujours se dispenser d'affirmer.

cin ne pouvait croire à l'existance de la rage.
A l'aspect des matières d'un vert-noirâtre,
rendues par le vomissement, avant l'agonie,
il se rappela que Mme Ivendoff, dont l'inquiétude et l'effroi ne faisaient qu'augmenter à chaque instant, avait, plus d'une fois
en sa présence, manifesté l'intention d'attenter à ses jours, pour se soustraire à sa fatale
destinée. Notre savant confrère, persuadé que
cette dame s'était empoisonnée avec de l'ar-
senic qu'elle conservait, lui avait-elle dit,
afin d'accomplir son suicide, fit part de ses
craintes à M. le procureur du roi. Ce magis-
trat ordonna que l'autopsie aurait lieu. Celle-
ci fut faite par M. le docteur Leclerq, qui
nous a lui-même assuré n'avoir trouvé
aucune trace d'inflammation dans toute la
longueur du tube digestif. La membrane mu-
queuse du pharynx était *même plus pâle* que
dans l'état normal. L'analyse des matières
ne décela pas le moindre atome de poison....
Comme il s'agissait seulement de constater un
empoisonnement, les autres organes ne furent point examinés.

« Au reste, M. le docteur Leclerq, en
interrogeant plusieurs des personnes qui

avaient assisté à ce drame lugubre, reconnut
sans peine que Mme la baronne Ivendoff
avait succombé à la rage la mieux caractérisée (1). »

Cette observation n'est ni plus ni moins intéressante que toutes celles que la science
possède à milliers sur le même sujet. Assu-

(1) Le *Journal de l'Oise*, rendant compte de cet événement à sa manière, s'exprimait ainsi, dans son numéro
du mercredi, 13 juillet 1836 :

SAINT-LEONARD. « Madame la baronne Ivendoff avait
un petit épagneul qu'elle affectionnait beaucoup. Il y a
quelques jours, cet épagneul devint malade et mordit sa
maîtresse. Elle se fâcha même contre son neveu qui,
mordu au bras, s'était fait cautériser *immédiatement*
(*c'est-à-dire demi-heure, ou une heure après*); elle
crut qu'il voulait la contrarier dans son affection pour cet
animal, et ne voulut plus le revoir. Madame Ivendoff
soigna son chien malade, et le garda jusqu'au dernier
moment sur ses genoux ; mais elle ne tarda pas à être
victime de cette imprudente affection : les symptômes de
l'hydrophobie se sont manifestés avec une telle violence
que madame Ivendoff est morte, sans que *les trois médecins* appelés pussent lui porter secours. » (*Il n'y a jamais eu auprès de cette dame qu'un seul médecin.*)

Ce petit article a été reproduit dans plusieurs journaux de Paris, et notamment dans le *National* du 16 du
même mois.

-rément, il n'y a pas un médecin au monde qui puisse reconnaître là une affection autre que la *rage*. J'ai cité à dessein les noms et la demeure des personnes témoins de ce fait. Elles vivent encore toutes, à l'exception du père *Carton* qui a succombé, dans les premiers jours du mois de mai dernier, à une pleuro-pneumonie bilieuse. Que l'on prenne des informations auprès d'elles, et l'on se convaincra de l'entière vérité de ma narration. (1)

(1) Il était indispensable de donner cette observation très-détaillée, avec les noms et la demeure de la plupart des personnes présentes. Car j'ai appris, ces jours passés, sans étonnement aucun, qu'un médecin de notre ville, placé très haut dans le monde médical par sa *correspondance savante* avec l'Académie royale de médecine, a soutenu à bon nombre de personnes, avec ce ton tranchant que lui donne sa vaste érudition, et ses connaissances exhorbitantes, en numismatique surtout, que madame Ivendoff était morte par le poison, et *non de la rage*. Et pourtant ce doctissime monsieur n'était point avec moi sur les lieux. Mais un homme de l'art de sa force est semblable au solitaire : il voit tout, entend tout, devine tout, même à des distances fort éloignées. Aussi ses jugements sont-ils sans appel. Certes, je n'ai garde d'en appeler, et m'humilie bien sincèrement devant l'Hippocrate de notre cité, qui *s'intitule*, se titre, avec

Il est bon de noter, en outre, que je me
gardai bien de satisfaire la curiosité des assistants : je leur soutins constamment que la
baronne n'était point atteinte de la *rage*,
mais de *convulsions*. Aussi, cette dame fut-
elle entourée jusqu'à la fin des soins les plus
empressés et les plus affectueux. Doit-on
jamais se comporter autrement, en si poi-
gnante conjoncture?....,

EXPÉRIENCE.

J Moralement convaincu, depuis longtemps,
par des études spéciales et comparatives sur
la rage, que le *virus lyssique* ou rabien était
une *chimère*, j'ai voulu en acquérir la *certitude matérielle*. Et c'est pour cela que je me
suis décidé à faire *sur moi-même l'expérience*
suivante :

« Un mouchoir blanc ayant été donné à la
baronne, sur les 11 heures du matin, je pris
celui dont elle se servait depuis l'invasion de

autant de raison que de modestie, *médecin en chef de*
nos hôpitaux, (de nos HOPITAUX, où l'on reçoit jusqu'à dix ou douze malades par an.) puisqu'il a l'insigne
honneur d'en être le seul et *unique médecin*.

la maladie, c'est-à-dire depuis deux heures de la nuit; il était *tout mouillé* ... Je me retirai aussitôt derrière la maison; là, je *trempai* une lancétte à vaccination *en plein dans les derniers crachats*, et je me fis *quatre piqûres* qui saignèrent un peu, *deux* à la face postérieure ou dorsale du poignet gauche, et *deux* à la face antérieure ou palmaire....

« Je rentrai au bout d'un quart d'heure. Les piqûres étaient alors *hermétiquement bouchées* par un caillot sec et très-adhérent, de la grosseur d'une tête d'épingle ordinaire....»

Que cet expériment soit probant ou non, il n'en est pas moins vrai que j'ai été horriblement tourmenté, durant plus de six mois. Maintes fois, je me suis repenti de ma prétendue témérité. N'en pas convenir serait de ma part forfanterie grande. Voici du reste ce que j'ai éprouvé. C'est là ce qui m'a mis sur la voie du SIÉGE de la *rage*.

« Pendant la veille, je n'ai jamais ressenti au bras gauche que quelques engourdissements insignifiants, auxquels je suis d'ailleurs assez sujet. Seulement j'y faisais plus attention qu'auparavant. Les piqûres s'étant guéries comme des piqûres ordinaires, je ne songeai à rien, les huit premiers jours.

« Du 9e au 15e jour j'eus un peu peur. Alors, j'éprouvai plus de peine à m'endormir que d'habitude ; ma salive, sans augmenter de quantité, devenait en ce moment plus visqueuse, et la *déglutition* s'exécutait avec assez de difficulté. J'avalais aussitôt une gorgée d'eau fraîche, et j'étais rassuré. Au surplus, pas l'ombre du plus petit *bouton* à la *face inférieure* de la *langue* et aux *environs* du *frein*.

« Le 45e jour, je crus que je ne pourrais m'endormir de la nuit ; cependant le sommeil me gagna : mais je m'éveillai au bout d'une heure, la bouche sèche et le bras gauche assez fortement engourdi. Je fus effrayé,… à mesure que mon effroi croissait, ma *gorge se serrait* davantage ; plusieurs fois je portai la main au *larynx*, comme pour le retenir en avant, car il me semblait qu'il allait *se coller* contre la *colonne vertébrale*: j'éprouvais une *suffocation* réelle, et je fus sur le point de crier au secours. Je crus un instant que je perdrais la tête, et que la

TERREUR allait s'emparer de moi.... S'il en eût été ainsi, je suis sûr que ces symptômes auraient augmenté d'intensité, et que j'aurais eu plusieurs accès de rage véritable, de rage confirmée....

« Dès que j'eus de la lumière, je m'empressai de boire et je fus soulagé.

« A partir de cette époque, les symptômes se sont graduellement apaisés. Je ne les ai plus éprouvés que de loin en loin. Enfin, depuis plus de trois mois, je suis parfaitement tranquille....»

Voilà bien certainement tous les *prodromes* de la rage. Nul doute qu'ils ne se fussent convertis en *symptomes réels*, si la TERREUR s'était emparée de moi... Or, dans la rage, comme dans toutes les autres affections, les *prodromes* ne sont ils pas des *symptômes précurseurs?* Que la *cause génératrice* de ces prodromes persiste assez longtemps, *ne se convertiront-ils pas forcément en symptômes réels, confirmés*, sans qu'il soit besoin d'un *virus*, ni d'un adjuvant quelconque?...

Interrogez toutes les personnes qui ont été mordues par des animaux enragés ou soi-disant tels; demandez-leur si après s'être fait

cautériser même sur-le-champ, elles n'ont pas
été, pendant plusieurs mois, en proie à la *peur*,
à la *frayeur* ; et si ces deux causes n'ont pas
constamment déterminé chez elles des symptômes, analogues à ceux que je viens de citer,
analogues à ceux de la rage confirmée, à
l'intensité des accès et à leur fréquence près
(bouche sèche, salive rare, visqueuse, *déglutition* difficile, sentiment de *suffocation* par
dépression, enfoncement de la partie supérieure et antérieure du col, etc...).

Le père *Carton*, le *neveu* de Mme Ivendoff, M. *Bergeron*, et le docteur Billecoq
de Pont-Sainte-Maxence, qui soigna dans le
mois de mai 1836 une jeune fille du village
de Fleurines (Oise), morte de la *rage* (1), ont
tous éprouvé la même chose que moi. Ce
dernier a été incommodé au point qu'il lui
fallut, bon-gré mal gré, s'absenter plusieurs
fois, entreprendre des voyages de pur agré-
ment, afin de faire diversion à ses tortures
morales, et de rétablir sa santé qui se déla-
brait à vue d'œil. Aujourd'hui ce médecin ne
songe plus à rien. Mais je suis certain qu'on
lui ferait beaucoup de mal, si on lui parlait

(1) *Voyez* la 2e observation, page 86.

sans ménagement d'un nouveau cas de rage ; il éprouverait encore tout ce qu'il a déjà éprouvé....

I. « Il y a 40 ans, la mère d'un de mes amis fut mordue dans Paris par un chien que l'on poursuivait comme *enragé*, et que l'on tua presque aussitôt. Je ne me rappelle pas si cette dame se fit cautériser ; toujours est-il que, durant plusieurs mois, elle ressentit tout ce que j'ai ressenti, et parfois avec une violence telle qu'elle se croyait *enragée*.

« Cet accident date de fort loin. Eh bien, toutes les fois que cette dame entend parler d'un chien *enragé*, la *peur* et la *frayeur* s'emparent d'elle incontinent! Pendant plusieurs jours, et même plusieurs mois, elle est encore en butte à des tourments, qui ne se peuvent comparer qu'aux prodromes de la rage... Que, dans ce fâcheux instant, cette dame soit *mordue* par le chien le plus sain, jugez de ce qui lui arrivera ?... »

II. « *Thémison* lui-même, médecin célèbre, n'enragea-t-il pas après avoir donné des soins à un de ses amis qui mourut victime de cette maladie. Après sa guérison, il voulut écrire sur ce sujet; mais dès qu'il y fixait son attention, tous les symptômes reparaissaient. Aussi, fut-il obligé d'y renoncer... »

III. « Il y a quelques années, un enfant de trois ou quatre ans, appartenant à la veuve Lanoy, femme aujourd'hui du nommé Latour, pêcheur, à Pont-Sainte-Maxence (Oise), fut bousculé, et *mordu* assez profondément à la *jambe* par un *chien* (1) de vilaine apparence, que l'on tua hors de la ville.

« La mère de cet enfant refusa de le faire *cautériser*, bien qu'on l'y engageât fortement... Le chien était-il *enragé*? Oui, au dire de tous ceux qui l'ont vu. Pour moi, qui ne crois rien sur parole en pareille matière, je n'affirme jamais que *quand je suis matériellement sûr.* En ce cas, comme dans bien d'autres, ma réserve est bonne à imiter... Quoiqu'il en soit, la santé de cet enfant ne s'est pas dérangée une minute... »

(1) Le chien de madame Fillon, *mordu* presque en même temps par cet animal, ne tarda pas à tomber malade. On fut obligé de le tuer dans la crainte qu'il ne devînt enragé.

Je connais bon nombre de personnes chez qui semblable accident aurait déterminé tous s *prodromes* de la rage, quand bien même on les aurait *cautérisées* sur l'heure, et tous les *symptômes* de cette affection confirmée, si, comme la baronne de Saint-Léonard, on e les avait cautérisées que le quatrième our, surtout si le chien, sans être enragé, ait été *tué pour tel.*

Il me serait aisé de citer plusieurs faits uthentiques à l'appui de cette assertion ais je me contenterai de rapporter le uivant :

j « Peu de jours après la mort de madame vendoff, un jeune homme d'un tempéra- ent nerveux bien marqué, et d'une imagi- nation vive, très-impressionnable, vint me prier de lui faire lire quelque livre sur la rage. Je cédai à ses instances, et lui prêtai un ouvrage bien connu. En me le rapportant, ce jeune homme m'assura qu'il en avait voré les observations, et qu'il en était on e peut plus fâché; « Car je suis persuadé, « ajouta-t-il, que je tomberais très-sérieuse « ment malade, si jamais j'étais *mordu,* même « par un chien *qui ne serait pas enragé...* »

4

« Dans la nuit du 25 au 26 août suivant, on vint me chercher pour donner des soins à ce jeune homme que j'avais quitté, la veille à dix heures du soir, gai et bien portant...

« A mon arrivée, le malade était assis sur son lit, depuis une heure environ, en proie à la plus vive agitation. De temps en temps, il se plaignait de *suffocation*. Quelques instants après, il s'écria avec force : « Ouvrez « la fenêtre; donnez-moi de l'air, car je me « sens *étouffer* tout vif... » En disant ces paroles, il saisit précipitamment une timbale qui était sur la table de nuit, et but coup-sur-coup plusieurs gorgées de l'eau sucrée qu'elle contenait. Puis, portant sa main *à la partie supérieure et antérieure* du col, « tenez tout mon mal est là; *il ma* « *semble que quelque chose me bouche le* « *conduit de l'air...* » J'ouvris la veine aussitôt, et tirai à peu près trois palettes de sang. Pendant que j'appliquais le bandage, il survint un nouvel *accès de suffocation*, plus fort et plus long que les précédents. (Plus grande précipitation à boire que la dernière fois.) C'est alors que la face s'injecta, et passa du rouge-pourpre au violâtre : aux cris poussés par le malade, je reconnus sans peine une *altération* notable de la *voix*, qui finit par devenir tout-à-fait *rauque*... Des compresses, trempées dans l'eau bouillante, furent appliquées en dedans des mollets, et le mal s'amenda.

« Dès que le patient fut plus calme et put parler, je l'interrogeai de nouveau, espérant découvrir la cause de cette singulière affection, et asseoir mon diagnostic d'une manière assez sûre, pour ne pas agir à l'étourdie. Le malade, triste et rêveur, répondait à mes questions d'un air fortement préoccupé... Pendant que je réfléchissais sur ce qu'il m'avait dit, un *miaulement* se fit entendre à la porte de la chambre... « Ouvrez « la porte, s'écria le malade, en faisant un « bond sur son lit; ouvrez, ouvrez, dépê- « chez-vous .. » A la vue du chat, sa figure, si effrayée, si abattue, rayonna de joie...

« Mon cher docteur, ne vous creusez plus « la tête, je suis *rassuré, je suis guéri!*... « Maintenant, je puis vous avouer d'où « venait mon mal; je n'osais le faire aupara- « vant de peur de vous paraître pusilla-

« nime... Figurez-vous qu'hier soir, en ren-
« trant, j'ai été *mordu* et *égratigné* jusqu'au
« sang par ce maudit chat, qui d'ordinaire
« n'est pas moins doux qu'un mouton, et
« reçoit toujours mes petites caresses avec
« beaucoup de satisfaction. Je fustigeai le
« mal appris, et le jetai à la porte. A peine
« l'eus-je perdu de vue que la *peur* me saisit.
« J'examinai mes blessures avec anxiété. Il
« me vint aussitôt à l'idée que mon chat
« était ENRAGÉ. Dès-lors, je fus affreuse-
« ment tracassé; je ne pouvais plus rester en
« place, et je sentais ma tête qui se perdait.
« Avec une épingle, rougie à la chandelle,
« je *cautérisai* de suite mes plaies, afin de
« me rassurer. Cette précaution n'eut point
« l'effet que j'en attendais... Ma *peur* se
« changea bientôt en *frayeur*. Alors, j'ai
« éprouvé de la *suffocation* : à chaque accès,
« *celle-ci* augmentait. J'aurais fini, j'en suis
« sûr, par *ne plus pouvoir boire*, et par
« *étouffer*, si cette pauvre bête n'était pas
« revenue... Je ne *buvais* avec tant de pré-
« cipitation que pour m'assurer si je le pou-
« vais encore. Au dernier accès, j'ai cru
« vraiment que je n'en viendrais jamais à

« bout. S'il en eût été ainsi, vous auriez vu
« quels effrayants progrès mon mal aurait
« fait, en peu de temps!.... »

« Le lendemain soir, à la même heure que
la veille, la chatte en question se trouvait
encore dans un état anormal. Elle était
travaillée par des fureurs érotiques, qui
s'apaisèrent, au bout de quelques jours,
grâce à un certain matou du voisinage. (1) »

(1) A peu près à la même époque, je fus appelé pour
un de mes amis, jeune homme d'un tempérament
nervoso-sanguin bien marqué. Après un grand nombre de
bâillements insolites, il se plaignit tout à coup d'*étouffements*, survenus sans cause appréciable. A mon arrivée, le malade, rempli de frayeur, s'écriait avec volu-
bilité : « j'étouffe, j'étouffe... » Cette *suffocation* ne du-
rait guère que quelques secondes, et se reproduisait tous
les quarts d'heure ou toutes les demi heures au plus. A
chaque *accès*, la face et le col s'injectaient au point d'oc-
casionner une congestion encéphalique avec bourdon-
nements d'oreilles. Le patient, assis sur son lit, avalait
coup-sur-coup quelques gorgées d'eau, pour se rafraîchir, disait-il, mais bien plutôt pour se rassurer, j'en suis
sûr. Toutefois, il accusait une grande sécheresse de la
gorge et de la narine gauche; cependant rien d'anormal
dans la coloration de ces parties; pas de fièvre.
Deux saignées copieuses, *deux grains d'émétique*
dans un verre d'eau tiède, pris en trois fois, de quart

d'heure en quart d'heure, et *deux vésicatoires*, appliqués immédiatement après sur les régions latérale et supérieure du col, triomphèrent assez bien de cette singulière affection, qui revint encore les jours suivants, presque toujours à la même heure, mais avec si peu d'intensité que le malade n'en fut plus effrayé.

Le brusque début de cette maladie, la reproduction constante *par accès* de ce symptôme effrayant et pathognomonique, la *suffocation*, sa disparition complète dans l'intervalle des accès, n'indiquent-ils pas que le *larynx* était le *siége* du mal, et que ce *mal* était une névrose ou névralgie, *un spasme des muscles constricteurs de la glotte*. Mais, ce qui surtout justifie ce diagnostic, c'est que le malade m'a lui-même assuré qu'il *étouffait*, à chaque accès, *absolument comme si quelqu'un lui eût enfoncé le pouce avec violence dans le devant du col, tout en haut.*

PROPOSITIONS.

I.

l La *rage* est une *névrose* (1) ou *névralgie* (2)

(1) Les *névroses* sont des maladies aussi réelles que les phlegmasies. Tous les praticiens de l'époque, que n'aveugle point l'esprit de système, sont parfaitement d'accord à ce sujet.

J'ignore si le médecin qui écrivait en 1823 que « les *névroses, maladies de nerfs, affections nerveuses,* ne sont ordinairement que des *mots vides de sens,* un voile dont se sert la légèreté pour couvrir son ignorance, ou pour éviter tout examen approfondi, » j'ignore, dis-je, si ce monsieur conserve encore cette opinion... Génie heureux ! il lui était réservé de deviner la nature, et de soulever le voile dont elle s'était couverte jusqu'à lui. Son œil, armé de je ne sais quelle loupe, a vu l'*altération des fluides.* Bien plus, il a vu que les *névroses, maladies de nerfs, affections nerveuses,* etc., etc., etc.

(2) *Enaux* et *Chaussier* ont parfaitement reconnu la nature de cette affection, puisqu'ils l'ont définie : « *une maladie convulsive et spasmodique, accompagnée d'un excès de sensibilité, qui se termine ordinairement par un délire furieux, quelquefois sans fièvre...* » (consultez leur *méthode de traiter les morsures des animaux enragés).*

qui a son *siége* dans les *muscles constricteurs* de la *glotte*. C'est pour cela que la dénomina tion de GLOTTALGIE lui convient parfaitement bien.

II.

Comme la plupart des névroses ou névralgies, la rage ou glottalgie est toujours le résultat d'une cause morale, la TERREUR (1). — La *peur* et la *frayeur*, qui ne sont en quelque sorte que les *prodromes* de celle-ci, déterminent également les prodromes de celle-là. — Aussi, les individus mélancoliques, d'un tempérament nerveux, sont-ils de beaucoup les plus sujets à cette affection. Toutes les observations que nous possédons à cet égard viennent corroborer cette assertion.

(1) Pourquoi la *Terreur* n'engendrerait-elle pas la *Rage?* La *Peur* et la *Frayeur*, qui ne sont que *diminutifs* de la première, produisent bien les *convulsions*, *l'épilepsie*, *l'asthme aigu* ou *pneumolaryngalgie,* toutes névroses ayant avec la rage des traits frappants de ressemblance.

III.

La reproduction de la *rage* par *accès*, le *pouls* qui se relève, la *respiration* et les autres *fonctions*, l'intégrité des *facultés morales*, qui se rétablissent plus ou moins complètement dans l'intervalle des accès, et d'autant mieux que ceux-ci s'éloignent davantage, *l'absence de toute lésion cadavérique*, sont les *irréfragables preuves* de la *nature névrosique* et non inflammatoire de cette affection.

IV.

L'altération constante ou *rancité* de la *voix*, la *suffocation* ou *étranglement* sont les deux seuls symptômes pathognomoniques de la rage. Ils suffisent de reste pour la *loca liser*, et indiquent que le *larynx* en est le seul et véritable *siége*.

V.

Le spasme, la convulsion ou *crampe* des muscles constricteurs de la glotte (*glottalgie*

ou *glotto-spasme*), en déterminant le *resserrement* de l'orifice supérieur du conduit
aérien, occasionne la *gêne* de la *respiration*,
la plus vitale de toutes les fonctions hu
maines, trouble et suspend l'*hématose* (d'où
la stase du sang à l'intérieur, et la *soif* qui
dévore le patient), et amène la *mort* par
suffocation ou *étranglement*, absolument
comme dans les diverses espèces de *laryn
gites*, telles que le croup, l'*œdème de la
glotte*, etc., comme dans les cas de *corps
étrangers*, engagés dans les voies aériennes,
de *pendaison*, comme dans la névrose dé-
crite par Millar et Chalmers sous le nom
d'*asthme* aigu, et nommée avec beaucoup de
raison *pneumo-laryngalgie* par M. le docteur
Suchet.

VI.

Les divers symptômes que l'on observe dans
la *pendaison*, ou *asphyxie par strangulation*,
tels que *l'injection* de la *face*, du *col*, le
priapisme, avec ou sans *éjaculation*, et la
nymphomanie chez la femme, se rencontrent
également dans la *rage confirmée*. Ce qui

prouve péremptoirement que , dans les deux cas, la *mort* a lieu de la *même manière*, c'est-à-dire par *suffocation* ou *étranglement*.

VII.

Dans la *rage*, comme dans la *pendaison* et les *autres affections* où la mort arrive par *suffocation*, mêmes *phénomènes cadavériques*, c'est-à dire *injection*, *engorgement sanguin* des parties supérieures et inférieures au *siége* du mal, telles que la tête et la poitrine, et des viscères renfermés dans ces cavités. Dans la première , comme dans la seconde, toutes les *lésions* signalées par la nécropsie ne sont point les causes de la mort, mais des *effets* du *genre* de mort.

VIII.

L'*Hydrophobie* (ou *crainte* , et non pas horreur, *crainte* , *frayeur* , *terreur* de l'eau , des liquides), n'est point un symptôme essentiel à la rage, puisqu'on la remarque dans d'autres affections, telles que les inflamma-

tions intenses du pharynx et de l'œsophage,
l'hystérie, etc. — Dans l'affection qui nous
occupe ici, ce symptôme tient uniquement
au mouvement que la *déglutition* des liqui
des principalement imprime au *larynx*. De
sorte que c'est *par instinct pur* que l'enragé
n'ose étancher la soif qui le dévore. « *Miser-
rimum morbi genus*, a dit Celse avec beaucoup de raison, *in quo* simul *æger et siti et
aquæ* metu *cruciatur*. » Oui, le pauvre patient
appréhende que l'*action de boire*, en *ré
veillant* le *spasme laryngien* ou *glotto-spasme*,
ne ramène la *suffocation*, qui le tuera infailliblement, si on ne la combat pas *à temps*
par des moyens convenables, rationnels.

IX.

Plusieurs autres symptômes de la *rage*, tels
que l'exaltation des sens, la susceptibilité
nerveuse, la brusquerie, les emportements
les terreurs paniques, ne viennent que de
cet effrayant symptôme, la *suffocation* ou
étranglement, qui ne permet pas au malheureux *enragé* de douter de la terminaison fatale de sa maladie.

X.

La *salive* ou *bave écumeuse*, que l'on prétend contenir le *virus lyssique* ou *rabien*, manque souvent. Où donc est le *virus*, dans ce cas?

XI.

Les *envies de mordre* ne s'observent JAMAIS, comme je l'ai déjà dit, chez *l'enragé* traité avec douceur, entouré de soins affectueux..... On les remarque seulement chez le malheureux que l'on brutalise, et que l'on veut faire périr de mort violente, de malemort (1).

XII.

Le seul traitement rationnel et sûrement efficace de la *rage confirmée* (3e période des auteurs) consiste donc dans les *trois indications* suivantes :

(1) Voyez la note, au bas de la page 31, de l'observation de la baïonne.

1º Pratiquer de suite la *laryngotomie* (1), ou bien *introduire une sonde* de gomme élastique dans les voies aériennes (2), à la façon de Desault, afin de s'opposer à la *suffocation*,

(1) Cette opération, bornée à l'incision de la membrane crico-thyroïdienne et de la partie inférieure du cartilage thyroïde, est, par elle-même, exempte de tout danger. Si les médecins étaient bien persuadés de cette vérité, non seulement ils ressusciteraient des individus qui, trop souvent, meurent par *suffocation*, mais ils guériraient *constamment* la *Rage*. — Il est vraiment bien déplorable que l'on réserve la *laryngotomie* pour la dernière extrémité. Tous les jours on compromet cette opération par son emploi tardif (*Cruveilhier*).

(2) Quand on sera matériellement convaincu que la *morsure* des *enragés* n'est pas plus dangereuse qu'une morsure ordinaire, on n'aura plus aucune frayeur de ces pauvres patients. Alors, on pourra se dispenser de toute opération sanglante, les soulager, et même les guérir sans qu'il soit besoin de ce moyen extrême. Il suffira, pour obtenir ce résultat fortuné, d'introduire dans le larynx par la bouche ou le nez, une *canule*, comme si on voulait pratiquer l'insufflation pulmonaire, et de réitérer cette opération, jusqu'à ce que les accès se soient entièrement pacifiés.

Pour moi qui ne crois pas au virus lyssique, et qui ne redoute aucunement la morsure des *enragés*, je me propose bien fermement de traiter ainsi quiconque de ces malades réclamera mes soins à l'avenir.

qui ne peut manquer d'être *mortelle*, si l'on
ne se hâte de suivre le salutaire conseil que
je donne en ce moment.

2º Appliquer *trois vésicatoires* extempora-
nés (avec l'ammoniaque liquide très-concentrée), un à la *nuque* et les deux autres sur les
parties latérales du cou, et déposer à leur
surface, toutes les 3 ou 4 heures, un huitième
ou un sixième de grain d'acétate, de sulfate
ou d'hydrochlorate de *morphine*. — Ces sels
jouissent, comme on sait, de propriétés sé-
datives et antispasmodiques très marquées
dans toute espèce d'affection *névrosique* bien
caractérisée.

3º Après chaque accès, et tout le temps
que la *déglutition* sera impossible ou seule
ment difficile, injecter dans l'estomac, à
l'aide de la *sonde œsophagienne*, des liquides
froids, glacés, acidulés, afin d'étancher la
soif brûlante qui dévore l'infortuné malade (1).

(1) Je suis loin de rejeter du traitement *préservatif*,
ou des deux premières périodes, la *cautérisation* instan
tanée, les *frictions mercurielles*, les *distractions*, les
voyages, le *régime végétal adoucissant*, les *boissons
incrassantes*, comme les diverses espèces de *bierre*; mais

XIII.

Dans la *rage*, la mort arrive toujours en raison directe de la *fréquence* et de la *durée* des *accès*. Plus ceux-ci auront été nombreux, moins on devra compter sur l'efficacité des moyens que je propose.

Il faut donc y recourir avec la plus grande célérité. Car les sources de la vie, comme toutes les choses d'ici-bas, sont loin d'être inépuisables. *Après 5 ou 6 accès, tant soit peu violents et rapprochés, le malade peut être perdu sans ressource.*

XIV.

Dans la *rage*, comme dans toutes les affections où la mort a lieu par *suffocation*, et qui réclament impérieusement *l'introduction*

il faut ajouter à tout cela, les *vésicatoires* aux parties latérales du cou, saupoudrés, une fois ou deux par jour, pendant au moins deux mois, avec un sixième ou un quart de grain des sels de morphine. Enfin, tout moyen propre à calmer le moral doit être soigneusement employé.

d'une sonde dans le canal aérien, ou l'opération de la *laryngotomie*, il faut bien se garder de *trop temporiser...* « Car il arrive une époque, dit M. le professeur *Cruveilhier*, où le *trouble des fonctions* est tel, que le rétablissement des voies aériennes qui aurait *immédiatement ressuscité la vie* quelques heures auparavant, ne fait plus que la prolonger de quelques heures, de quelques jours. Le malade, après un *soulagement* plus ou moins long, tombe dans la *stupeur*, dont il ne peut être retiré par aucun moyen. Il semble que toute *innervation*, que toute *réaction* aient été *épuisées* dans la *lutte* qui a précédé l'opération. On doit donc adopter comme une règle invariable, *qui ne souffre aucune exception*, le précepte d'avoir recours à l'une ou *à l'autre de ces opérations*, toutes les fois que les *accès de suffocation* deviennent considérables et rapprochés..... » (1) Mais c'est surtout dans la rage, même après

---

(1) Dict. de méd. et de chirurg. pratiques, tom. 11, pag. 50. art. *laryngite*. En lisant attentivement cet article, on verra que les nombreux traits de ressemblance existent entre la rage et les affections qui y sont traitées!....

le 1er *accès*, qu'il est on ne peut plus important, on ne peut plus *vital* de se conformer à ce précepte, *seul salutaire, seul sûrement efficace.*

Ces propositions formulées, je les communiquai à un savant médecin, qui m'honore de son amitié, et s'est beaucoup occupé de *recherches* sur la *rage*. Il les approuva de tout point... Quelques temps après, il partit pour un voyage scientifique dans le Nord de l'Europe. Le 26 mai dernier, j'ai reçu de lui une lettre dont j'extrais le passage suivant :

« Me trouvant dernièrement dans un village aux environs de Hambourg, j'appris qu'une jeune fille de 17 ans, *mordue*, deux mois auparavant, au bas du mollet droit, était devenue *enragée* depuis le matin ; et que les parents, dont le désespoir égalait l'effroi, consentaient à ce que l'on fît *périr* leur enfant au plutôt, n'importe par quel moyen.

« Je me rendis aussitôt dans la maison de la malade. Je la trouvai assise à terre, adossée à son lit, étreignant de chaque main une barre de chaise, et poussant des cris tellement déchirants que la plupart des assistants versaient d'abondantes larmes. Les autres s'étaient sauvés avec frayeur, emportant une des camarades de cette pauvre jeune fille, qui avait été saisie de violentes convulsions, à la vue de cet atroce spectacle.

« *L'enragée* était alors dans le fort de son 6e *accès.* (Le 1er avait eu lieu vers minuit. Tous les sept quarts d'heure ou toutes les deux heures, il en était survenu un régulièrement. Il était midi et demi quand j'arrivai.) La face était d'un rouge livide; les yeux saillants; le pouls et les battements du cœur à-peu-près nuls. La malade, la tête haute, raide, et le col rouge, gonflé, tendu, faisait d'infructueux efforts pour *respirer.* Une salive blanche, *mousseuse,* s'écoulait de la bouche. Les urines et les matières fécales sortaient assez abondamment...

« Au bout de dix minutes, le mal s'amenda; à la rougeur du visage succéda une pâleur remarquable, à l'agitation un abattement considérable; la *respiration* se *rétablit* petit-à-petit, et le *pouls se releva,* mais resta filiforme. L'*hydrophobie* ou crainte de l'eau, l'horreur des corps polis, brillants, l'exagération énorme de la sensibilité, les terreurs paniques, existaient au plus haut degré. .

« Le père, s'approchant de sa fille, lui dit que j'étais un médecin étranger ; que je venais d'envoyer à Hambourg un exprès, pour m'apporter ce dont j'avais besoin ; et que je la guérirais si elle consentait à *se laisser faire :* « Ah ! monsieur, s'écria-t-elle d'une *voix rau que,* faites-moi tout ce que vous voudrez ! J'aime mille fois mieux mourir que rester plus long-temps en cet état... Tenez, *tout mon mal est là.* Bien certainement, il y a *là dedans* quelque *chose* qui va *m'étouffer....* (Elle me désignait la partie supérieure et antérieure du col, située immédiatement au dessous de la mandibule. J'y avais remarqué un *enfoncement* anormal, pendant l'accès).

« Dès que j'eus mes instruments, je m'empressai de pratiquer la *laryngotomie*, en incisant la membrane crico-thyroïdienne et la partie inférieure du cartilage thyroïde ; une canule fut maintenue à demeure dans l'ouverture...

« Un verre d'eau très-froide, additionné d'une petite cuillerée de bon vinaigre, fut *injecté* dans le ventricule, à l'aide d'une *sonde œsophagienne...* Le plaisir qu'en éprouva la malade ne peut être comparé qu'à la satisfaction des cholériques chez lesquels on remplaçait les tisanes chaudes par de l'eau froide, ou mieux par des morceaux de glace.

« Enfin, trois rondelles de linge fin en quatre doubles, de la grandeur chacune d'une pièce de cinq francs, furent trempées dans de l'ammoniaque liquide très-concentrée, et appliquées tout au haut des régions latérales du col et à la nuque. (Afin que l'action du liquide vésicant fût plus rapide, ces parties avaient été préalablement rubéfiées par des frictions avec de très-fort vinaigre.) Au bout de 20 minutes, les rondelles furent ôtées. Les vésicules étant parfaitement formées, j'enlevai facilement l'épiderme. Je déposai alors un quart de grain d'*acétate* de *morphine* à la surface de chaque vésicatoire, que je recouvris avec du taffetas d'Angleterre...

« Ces moyens amenèrent un *amendement véritablement miraculeux*..... Une espèce de *suffocation* sourde étant survenue, 5 heures après l'opération de la laryngotomie, je la fis cesser aussitôt, en insufflant avec précaution un peu d'air par l'ouverture artificielle, et en pansant de suite les vésicatoires, comme ci-dessus, avec trois quarts de grain du sel de morphine. Le premier jour, ces pansements furent renouvelés toutes les quatre heures ; mais la nuit ayant été bonne, et la *suffocation* n'ayant plus reparu, je ne les fis plus que matin et soir, les jours suivants.

« L'*hydrophobie* a persisté pendant trois jours ; et la malade ne pouvait étancher sa soif qu'à l'aide des liquides injectés. Le quatrième, elle a pu *boire seule* et prendre un potage. Enfin le cinquième, la guérison était complète, la *respiration* s'exécutant très-bien par le *larynx* rentré dans son état normal.

« Depuis plus de trois mois, cette jeune fille se porte à merveille. »

Dans une maladie comme la rage, n'est-il pas du devoir de tout médecin, ami de l'humanité, de s'empresser de faire connaître à tous un *traitement curatif* qui lui semble rationnel, ne comptât-il encore qu'un succès? Dans tous les cas et chez tous les individus, la *médication* que je viens d'indiquer ne peut avoir de funestes résultats ; et quand même elle ne sauverait pas constamment le malade, JAMAIS, NON JAMAIS, elle ne compromettra son existence. Les médecins ne doivent donc pas balancer à y recourir toutes les fois qu'ils seront appelés à traiter des maladies de cette nature.... Certes, il n'en est pas de même de beaucoup d'autres traitements, et surtout de *celui* que l'on a employé dernièrement à Milan. Cet *experimentum in animâ vili*, comme l'appelent sans doute M. le chirurgien et M. l'administrateur en chef du Grand-Hôpital de cette ville, est à mes yeux un véritable *assassinat*. Est-il possible d'en lire la relation sans se sentir la cervelle bouillonner dans le crâne? Voici le fait; je le transcris mot pour mot, et le livre à la juste indignation de tout homme sincèrement philantrope.

« Le chirurgien du Grand-Hôpital de Milan, M. *Sornani*, a récemment, avec l'autorisation de l'*administrateur en chef* de l'hôpital, employé de nouveau la *morsure* de la *vipère* dans un cas de *rage*. Voici quelques détails sur le fait *curieux* dont M. Sornani vient *d'enrichir* la science. (1)

« C'était un enfant de 9 ans. Mordu à la partie inférieure de l'avant-bras par un gros chien reconnu *enragé*, les plaies furent cau

(1) Encore quelques *richesses* de ce genre là, et vous aurez bientôt *discrédité, déshonoré* la science.

térisées sur le champ avec la potasse caustique ; la cicatrice se fit. *Deux mois et demi après,* les *symptômes* de la *rage se déclarent ;* apporté à l'hôpital , cet enfant offrait l'état suivant: *intelligence saine ,* loquacité , regard obliqué et *soupçonneux ;* visage pâle et *effarouché ,* pupilles dilatées , *mouvements convulsifs* des *muscles* de la *face* et du *cou ,* pouls fréquent et irrégulier , *aversion extrême* pour *l'eau ,* mais pas pour les corps luisants , *inquiétude, agitation continuelle ,* fréquentes envies d'uriner.

A cinq heures du soir , on saisit une grosse *vipère* (1) avec une pince à polype, entre la tête et le commencement du tronc , sans empêcher pourtant les mâchoires d'agir librement.

« A peine la tête de la vipère a-t-elle été approchée du bras du côté mordu , que l'animal s'y jette avec une sorte de fureur, et y implante les mâchoires pendant un instant. En se détachant, on voit du sang sortir par

(1) Une misérable vipère! Il valait bien mieux tâcher de vous procurer un *serpent à sonnettes.* Au moins vous auriez eu l'indicible plaisir d'*expédier* le malade beaucoup plus promptement.

les points où les dents du reptile avaient
mordu. On *approche-ensuite* la vipère vers la
partie interne et moyenne du même bras , et
elle mord encore une seconde fois. (1)

« Le petit malade ne s'est point douté de
l'*opération* qu'on venait de lui faire , ni
donné signe de douleur au moment de la
morsure de la vipère.

« Pendant un quart-d'heure après l'*opération,* aucun changement n'est arrivé. Au
bout de ce temps , IL (c'est-à-dire l'*infecté* ,
l'*envenimé* , l'*assassiné* ,) vomit pour la pre
mière fois de la matière séro bilieuse; le
visage devient *terreux* et presque *cadavérique;*
envie de dormir ; ayant été interrogé pour
savoir s'il éprouvait de la douleur sur les endroits mordus, il accuse un sentiment de
piqûre mais pas de douleurs vers les cicatrices scarifiées. Les autres symptômes d'ailleurs ci-devant indiqués , persistaient au
même degré. A huit heures du soir le malade est *calme* ; il peut supporter la lumière,
mais l'aversion pour l'eau persiste ; à minuit
et demi *calme satisfaisant,* le malade boit

(1) Seulement deux morsures ! Il fallait en faire faire
trente. A quoi bon s'arrêter en si beau chemin ?

avec une cuillère qu'il tient lui-même, mais avec un visage *effarouché*; mouvements convulsifs; il *crache continuellement*, en rejetant avec bruit sa salive au loin. Le lendemain il est assez calme; cependant des *accès convulsifs* de *fureur* reparaissent *par intervalles*; les vomissements séro-bilieux également. Le surlendemain de son entrée à l'hôpital il est saisi de prostration extrême; les vomissements se répètent; il *meurt*, 48 heures après le développement de l'*hydrophobie*.

« L'autopsie a été faite en présence de plusieurs personnes de l'art; elle n'a *rien offert d'intéressant*. (1) »

CONCLUSION.

Ainsi il résulte de mes *recherches* et de l'*expérience* que j'ai *faite sur moi-même*, que la *rage* n'est point due à l'*altération des flui-*

(1) Cette monstrueuse expérience a été insérée tout récemment dans un journal de médecine que, par pudeur, je ne nommerai pas, bien qu'il ait osé en faire l'apologie... *Expérimentateurs homicides !* vos principes de morale ne sont donc pas tous renfermés dans cette règle : *Ne point faire à autrui ce que vous ne voudriez pas qui vous fût fait.*

des, *altération* déterminée suivant quelques écrivains contemporains, par l'absorption du *virus lyssique*. A mes yeux, la *rage* est une *névrose* ou *névralgie* produite comme la plupart des affections de ce genre, non par une cause matérielle ou *virulente*, mais par une cause *morale*: la TERREUR.

En cela, j'adopte pleinement et sans restriction aucune l'avis du savant *Bosquillon*, et du professeur *Flamant* de Strasbourg, mon maître, qui tous deux ont *nié*, avec l'accent de la plus profonde conviction, l'*existence du virus* de la rage. Aujourd'hui je suis moralement et matériellement persuadé de la vérité de cette opinion qui m'avait paru long temps insoutenable....

Mais une négation ne prouvant jamais qu'une négation, il est nécessairement indispensable de recourir à une EXPÉRIENCE concluante, péremptoire, capable de *rassu rer* les *esprits*, en renversant l'échafaudage de subtilités, de sophismes et de théories plus ou moins fines, plus ou moins ridicules, à l'aide desquels on est parvenu à transformer une *chimère* en *virus*.

Ce *virus* une fois admis sur parole, on l'a

comparé, à grands frais d'éloquence et de raisonnement, aux autres virus, connus, prouvés. Pourtant on a été forcé d'avouer que l'on *ignorait absolument* son *essence.* Ce qui n'a pas empêché certains écrivains de nous assurer, avec un aplomb pyramidal, qu'il déterminait l'*altération des fluides.* Mais ne demandez pas à ces Messieurs de vous démontrer cette *altération des fluides ?* Car ils vous répondraient ingénuement qu'ils ne le peuvent.... Eh bien ! si vous n'avez pu la constater, la voir des yeux, la toucher du doigt, cette *altération des fluides*, comment savez-vous qu'elle existe ?....

Si, après l'*expérience* déjà mentionnée, et que je suis tout prêt à réitérer devant n'importe quelle société médicale française, ou étrangère, je ne deviens pas ENRAGE, sera t-il logique d'en conclure qu'il n'existe pas de *virus lyssique, rabien* ou *rabiéïque?* Je le pense, et le public pensera de même sans doute. Mais les médecins entichés de l'opinion contraire, ceux qui ont inventé l'*altération des fluides*, ne se rendront pas. Ils me crieront avec leur grosse voix : « Cette expérience ne prouve rien. En médecine, on ne peut rien conclure d'un seul fait... Puis, vous n'aviez pas la *prédisposition* requise !» A cela je répondrai, avec l'illustre *Bosquillon*, que le *propre* des *virus* est de pouvoir *s'inoculer* tous, sans aucune exception, et de produire chez tous les individus, des *symptômes constants, identiques* et *invariables*, qui ne laissent aucun doute sur leur action... Je prierai, en outre, mes adversaires de me trouver *un seul sujet* au monde qui ne soit pas *prédisposé* à contracter *un chancre*, quand on lui aura inoculé le pus d'un chancre, ou bien à ressentir les délétères effets de la morsure de la vipère, ou du serpent à sonnettes, quand ces reptiles lui auront inoculé leur venin.

Est-il possible, à moins d'être doué d'une foi robuste qu'il n'est pas donné à tous d'avoir, de comprendre qu'un *virus*, déterminant l'*altération des fluides*, causera une maladie *qui se reproduit par accès?* Mais dans l'intervalle de ceux ci, l'intégrité des facultés morales et les autres fonctions se rétablissent parfaitement ! Que devient donc alors l'*altération des fluides?* Où se loge-t elle? Dans quel minime recoin de l'économie se réfugie-

t-elle? Il serait bon d'avoir l'explication de
ce curieux phénomène : ou plutôt, il est
excellent qu'on ne la puisse donner... Le
virus de la vérole, le venin de la vipère et
du serpent à sonnettes n'occasionnent-ils pas
des *symptômes continus ?*

« N'avons-nous pas des preuves nombreuses, dit Bosquillon, qu'on a toujours fait
disparaître les signes précurseurs de l'hydrophobie ou *rage*, lorsqu'on est parvenu à
convaincre ceux qui en étaient atteints que
l'animal qui les avait blessés n'était pas
enragé; tandis que des personnes faibles et
pusillanimes, qui ont reçu une légère blessure,
ont *péri* de la *rage*, en apprenant, au bout
d'un grand nombre d'années, que *quelques-
uns* de ceux qui avait été blessés en même
temps qu'elles par le même chien, avaient
été victimes de cette cruelle maladie.

« Deux frères furent ainsi *mordus*, en Languedoc, à la même heure, par *le même chien.*
L'un s'embarqua sur le champ pour l'Amérique ; l'autre resta dans sa patrie, et *mourut
enragé* au bout de peu de jours. Le premier,
de retour, après 15 ans d'absence, dans son
pays natal, y apprend le genre de mort de

son frère : à l'instant *il est pris de la rage*, et *y succombe* en peu de temps. » (1).

Autre exemple :

« Un jeune marchand de Montpellier fut *mordu*, ainsi que son frère, par un chien *enragé;* ce qui n'empêcha pas le premier de partir pour la Hollande, où il resta 10 ans; l'autre *enragea* quarante jours après la morsure, et *mourut*. On laissa ignorer cet événement à l'absent, qui enfin, de retour dans sa patrie, apprit la fin malheureuse de son frère, et *la cause* de sa *mort :* frappé de cette nouvelle, il devint bientôt *enragé* et *mourut.* » (2).

Assurément, c'est un bien étrange *virus* que celui qui tue l'un en quelque jours, et l'autre après 10 ans de voyages et de santé parfaite. Est-ce que *l'altération des fluides* aurait circulé pendant deux lustres, sans donner signe de sa présence? Mais, dira-t-on,

(1) Bosquillon, mémoire sur les causes de l'hydrophobie ou rage, pages 19 et 20.

(2) Cette observation est du célèbre Chirac, et se trouve dans l dissertation de Sauvage, sur la rage, page 5.

ce sont là des cas de *rage spontanée*, c'est-à
dire qui n'est point le résultat du *virus lyssique*. Eh bien! qui l'a donc produite, cette
rage spontanée, si ce n'est la TERREUR?
Or, si la *terreur seule* suffit dans un cas, pour
engendrer la rage, pourquoi ne suffirait-elle
pas dans 10, dans 30, dans 10,000, dans
100,000, *dans tous?* Donc le *virus lyssique*,
rabien ou *rabéïque*, est une des plus absurdes,
des plus pernicieuses inventions de l'esprit
humain. Donc, il n'est pas nécessaire pour
la génération de la rage : donc il n'existe pas.
A-t-on déjà vu *une seule* personne *se véroler
spontanément*, c'est-à-dire sans avoir co-ha
bité avec un individu qui recélait le *virus
vénérien*, ou *s'infecter spontanément* du *venin*
de la vipère, c'est-à-dire sans avoir été préalablement mordue par ce reptile ?...

Mais c'est trop m'arrêter à l'opinion de
ceux qui nous parlent si gratuitement du
virus lyssique, *déterminant l'altération des
fluides virus* qu'ils n'ont *jamais vus*, *altera-
tion* qu'ils n'ont *jamais vue* davantage, qu'ils
n'ont *jamais pu* et qu'ils ne pourront *jamais
constater*. (1).

(1) A propos, croiriez-vous que les doctes inventeurs

Non, avec la meilleure volonté du monde, je ne peux comprendre un *pareil virus*, un *virus* aussi *bizarre, quinteux, lunatique.* Mais ce que je comprends très-bien, c'est la TERRIBLE PUISSANCE de cette *cause morale*, la TERREUR!!! Qu'un homme ner-

de cette *altération* conseillent gravement, comme médication curative de la *rage confirmée*, à sa troisieme période, les *saignées générales*, à la façon du docteur *Sangrado*, c'est à-dire jusqu'à extinction de cha'eur animale, et des *colliers* de *sangsues*, des *sangsues* en masse autour du cou? Beaux et excellents moyens vraiment de *purifier* les *fluides* de leur *altération* .!...

Toutefois, il me semble qu'au sujet de ces colliers d'une nouvelle espèce, je ne ferai pas une remarque oiseuse, en demandant aux créateurs de l'altération des fluides : pourquoi ces sangsues plutôt *au col* qu'à l'anus, derrières les oreilles, au thorax, ou à l'épigastre?... Le *col* est donc la *région principalement affectée*, le *locus dolens*, le *siége* du *rial*?... Ainsi, vous le voyez, vous le reconnaissez vous-mêmes, sans le vouloir, sans vous en douter, par la seule force des choses... En effet, quand on s'est donné la peine de lire, avec quelque peu d'attention, les nombreuses observations que nous avons sur la rage, il est impossible de n'être pas *frappé* de la *constance*, de la *persistance* de ce formidable symptôme, la SUFFOCATION, produite, sans aucun doute, par l'*occlusion* de l'orifice supérieur du canal aérien.

6

veux, mélancolique, et doué d'une imagination facilement *exaltable* soit *mordu* par
un chien très-sain, mais que l'on perdra de
vue, ou que l'on aura tué *pour enragé*, comment prouver à cet infortuné que ses craintes
et sa frayeur sont chimériques? Tout ce que
l'on fera pour le dissuader n'ajoutera-t-il pas
à ses tortures morales? Imbu, dès sa plus
tendre enfance, des horribles préjugés qui
règnent sur cette maladie, il deviendra triste,
morose, fuiera la société et même ses amis
les plus dévoués, pour se repaître des idées
les plus noires.

« C'en est fait, je suis perdu, pensera-t-il
en lui-même! Je vais être atteint d'un mal
affreux, que les *médecins* eux-mêmes *pro-
clament incurable* et qu'ils *tremblent* de soi-
gner!!! Je verrai mes proches et mes amis
détourner de moi leurs regards avec horreur!
Trop heureux, si, non contents de me refuser leurs soins, ils ne sont pas les *premiers* à
attenter à mes jours, à demander que l'on
m'empoisonne, que *l'on me saigne des quatre membres*, que *l'on me poignarde*, que
l'on me fusille, que *l'on m'étouffe entre deux
matelas*, etc., etc.! »

Voilà quelques-unes des pensées qui agitent
l'*enragé*, surtout à l'invasion de sa maladie :
aussi, dans ce moment, se défie-t il de tout
le monde, examinant avec anxiété tous les
assistants, et se plaçant *toujours de préférence* dans *l'un des angles* de l'appartement,
contre un meuble ou *un lit, en face* de la
porte, de manière à voir tous ceux qui entrent, et à éviter les embûches qu'on pourrait
lui dresser par derrière. Qu'un inconnu se
présente alors, *l'enragé*, le prenant pour son
bourreau, sera saisi aussitôt d'un nouvel
accès, plus long, plus fort et plus violent
que ceux qui l'auront précédé.

Il ne serait pas impossible de mettre hors
de doute la TOUTE PUISSANCE de *l'imagination*, du *moral*, pour la *production* de la
rage, par une *expérience*, la plus curieuse, la
plus concluante de toutes. Je ne puis m'exprimer plus clairement par écrit... Et je termine par quelques observations, puisées au
hasard dans différents traités anciens et modernes.

PREMIÈRE OBSERVATION.

*Rage survenant sans morsure d'aucun
animal.*

« Le 27 mai 1837, un jeune homme de
17 ans, fondeur en cuivre, est venu seul, à
pied, à l'hôpital de la Charité, où il a été
couché salle Saint-Jean, nº 25, service de
M. Sandras. Ce jeune homme a présenté une
particularité qui mérite que nous nous y
arrêtions un instant: c'est qu'il n'a été fait
mention, ni par lui, ni par personne, d'une
morsure qu'il aurait reçue, et qu'on n'en a
trouvé sur aucun point du corps *aucunes
traces,* à moins qu'on n'accepte comme telles
un changement de couleur dans un ou deux
endroits d'un poignet.

« A son arrivée, le malade avait toute sa
connaissance; il accusait seulement un grand
malaise et une *gêne extrême* de la *respiration:*
il *étouffait;* cependant la *poitrine*(1), examinée

_____

(1) Preuve que cette cavité n'est point le *siége* de la
maladie.

avec soin, *ne dénotait aucune espèce de lésion ;* il présentait une exaltation nerveuse extraordinaire. Le matin, quand on s'est approché de son lit, il s'est levé d'un bond et d'un air effaré ; dans la journée, des signes manifestes *d''hydrophobie* se sont déclarés ; l'infirmier s'étant approché pour lui donner à boire, il à sauté à terre du côté opposé du lit ; la vue d'un mouchoir rouge lui faisait mal, et il se reculait avec *horreur* à la vue du *liquide ;* cependant *il avait grand soif,* et on assure qu'on a pu lui faire boire quelques gorgées de tisane. Ce jeune homme est tombé dans *l'accablement,* et est mort dans la matinée du dimanche 28 mai.

« L'autopsie n'a fait découvrir *aucune espèce* de *lésion......* (1)

(1) Preuve que la *rage* est réellement une *névrose.* Cette observation est extraite du *bulletin général de Thérap. méd. et chirurg.,* du 30 mai 1837.

DEUXIÈME OBSERVATION.

Rage se manifestant soixante-douze jours après les morsures faites par un chien inconnu, présumé enragé, *et se terminant par la mort en moins de vingt-quatre heures.*

« Le premier dimanche de carême, (21 février 1836), Virginie-Adèle Drouart, âgée de 21 ans, d'une constitution assez délicate, fille d'un charbonnier de la commune de Fleurines (Oise), sortait du bal, entre neuf et dix heures du soir, lorsqu'elle *fut mordue par un chien inconnu,* à plusieurs endroits du tiers antérieur du *pied gauche,* et principalement aux environs de l'une des malléoles. (Il faut noter ici qu'Adèle trouva cet animal couché le long de la porte par où elle devait passer pour rentrer chez ses parents, et que c'est en lui donnant un coup de pied, afin qu'il se retirât, qu'elle fut mordue : ainsi, c'est Adèle qui la première a provoqué cet animal...) Les plaies étaient profondes, et saignèrent beaucoup.....

« Le lendemain, le docteur Billecocq de

Pont-Ste-Maxence fut mandé, pour savoir s'il ne serait pas opportun de cautériser les blessures d'Adèle. Mais, celle-ci s'y refusa, assurant qu'elle n'avait rien à craindre, et que le chien n'était pas enragé, puisqu'il avait mangé devant elle... Ce même jour, cet animal *fut tué*, après avoir encore mordu plusieurs chiens de l'endroit, et un petit garçon de quatorze à quinze ans, nommé Cadet Martin. Cet enfant ne fut point cautérisé non plus, les dents de l'animal n'ayant sans doute pas pénétré dans les chairs.

« Un chien qui mange en présence de plusieurs curieux, sans les mordre, qui reste vingt ou vingt-quatre heures dans un pays que n'habite point son maître, *est-il bien réellement enragé?* Je n'en sais rien : il me semble seulement qu'il n'est pas déraisonnable d'en douter. C'est aux médecins-vétérinaires instruits, à ceux qui voient des malades tous les jours, aux *praticiens* en un mot, seuls compétents en pareille matière, et non aux savants théoriciens qui traitent, dans le cabinet, de maladies qu'ils n'ont jamais vues, à nous donner la solution de cette importante question.

« Quoiqu'il en soit , les blessures d'Adele se guérirent , comme celles qui lui auraient été faites par le chien le plus sain. Elle se plaignit seulement de ressentir , de fois à autre , des douleurs assez vives dans les parties lésées , principalement après une promenade ou un exercice quelque peu longs.

«Toutes les personnes de Fleurines , *dont les chiens avaient été mordus, jugèrent à propos de les tuer* , au bout de quelques jours , *sans attendre qu'aucun de ces animaux donnât signe de rage... Dès lors · Adèle fut excessivement tourmentée.* Cette pauvre jeune fille pouvait-elle avoir raison seule contre tous les habitants de sa commune , qui lui demandaient sans cesse, avec un air inquiet, des nouvelles de sa santé ? Ces marques d'intérêt ne devaient-elles pas ajouter à son effroi , au lieu de le calmer ? Aussi , sa santé se délabrait-elle de jour en jour ; son teint se fanait à vue d'œil. La malheureuse Adele avait beau sourire , jouer l'indifférence , ou s'efforcer de paraître gaie , les plus clairvoyants remarquaient sur sa physionomie *un je ne sais quoi de pénible* , qui ne permettait pas de douter qu'elle ne fût en proie aux

plus poignantes appréhensions .. La nuit,
elle dormait souvent d'un sommeil fort agité;
quelquefois, elle se réveillait en nage, *après
avoir eu des songes effrayants , et surtout
après avoir rêvé de l'animal qui l'avait mordue: preuves indubitables de sa frayeur*, bien
qu'elle ait toujours soutenu le contraire,
sans doute afin de se rassurer elle-même,
dans un moment où tout le monde lui manquait , où chacun exagérait, sans le vouloir,
les angoisses de cette infortunée !...

« Adèle , à peine guérie , se remit à dan-
ser , comme auparavant.... Le dimanche 1er
mai , jour de la St-Philippe , elle s'en donna
à-cœur joie , sans avoir l'air de songer à
rien.... Le lendemain , *elle se replaignit de
son pied*.... Un de ses frères , je crois , lui fit
alors observer qu'elle n'était pas raisonnable
d'avoir tant dansé ..

« Le mardi 3 , dans l'après-midi , soixante-
douze jours après ses blessures , Adèle accu-
sa, pour la première fois , des *étouffements* ,
de la *suffocation*... Bientôt , il survint de
violents accès de rage , accompagnés de hurlements qui s'entendaient au loin, et glaçaient
d'épouvante tous les assistants....

« Dans les entr'accès , la malade remerciait des soins qu'on lui donnait , et demandait souvent à embrasser quelqu'un de ses parents. Une fois , cette affectueuse jeune fille manifesta le désir d'embrasser son pauvre père : au moment où cet excellent homme, fondant en larmes , allait se jeter dans les bras de son enfant , on le retint…. Adèle en éprouva une telle contrariété qu'elle fut saisie à l'instant même d'un nouvel accès….

« Dans la matinée du mercredi 4 , vers sept ou huit heures , le curé de Fleurines vint visiter la malade : à peine était-il entré qu'il se sauva avec effroi. Adèle était alors dans le fort de son avant-dernier accès… Trois heures après, à onze heures et un quart, vingt ou vingt-deux heures après l'invasion de sa maladie , Virginie-Adèle Drouart *rendait le dernier soupir , après avoir joui jusqu'à la fin de l'intégrité de ses facultés intellectuelles.*

«J'ignore au juste le traitement que l'on employa. On m'a seulement assurée que la malade avait été *saignée* plusieurs fois très-copieusement. Cette médication produisit elle quelque amendement dans l'*intensité* et la *durée des accès ?* Je n'en sais rien. Toujours est-il qu'elle me semble n'avoir pas retardé d'une minute le moment fatal.

« Cadet Martin fut très-effrayé de la mort d'Adèle. Sa mère le conduisit aussitôt à Sarron. Une bonne femme de ce village, grande guérisseuse des affections de ce genre, *lui fit prendre son remède* (1), pendant neuf jours

. (1) Il paraît que le remède de cette bonne-femme se composait *d'écailles d'huîtres pilées et d'un tas d'autres ingrédients non moins héroïques*, dont je veux bien vous faire grâce... Au reste, je ne vois pas pourquoi ce singulier médicament n'aurait pas aussi sûrement réussi qu'une foule d'autres non moins absurdes... N'a-t-on pas prétendu très-sérieusement : 1o *que l'ombre de certains arbres pouvait déterminer la rage ou en préserver ;* 2o *qu'on n'avait rien à redouter d'un chien blessé par un animal enragé, si, dès le commencement du jour, il en mordait un autre parfaitement sain, parce que le dernier emportait tout le virus ;* 3o *que le plus sûr PRÉSERVATIF était de se faire lécher la plaie par le chien même dont on avait été mordu, ou d'y appliquer de la chair chaude et sanglante, tel que le CROUPION plumé ou écorché d'un jeune coq, un pigeon ou une grenouille, coupés vivants par le milieu, suivant leur longueur, pour attirer le virus au dehors, etc.?*

O satirique du Grand Siècle, que tu as eu raison de dire ! !...

De Paris au Pérou, etc....

ou neuf lunes, je n'oserais le certifier. Cadet
Martin revint chèz lui *rassuré et guéri....*
Depuis quinze mois, la santé de cet enfant
n'a pas cessé d'être bonne. Pendant tout ce
temps, il n'a pas présenté le plus minime pro-
drome de rage (1).

Je ferai, au sujet de cette observation,
quelques remarques qui me paraissent de la
plus haute importance.

N'est-il pas de notoriété publique qu'un
chien perdu, abandonné, a toujours l'*air pen-
sif, chercheur;* qu'il marche, ou court doucement, droit devant lui, le long des habita-
tions principalement, la tête et la queue
basses, sans essayer de faire mal à qui que ce
soit? Mais qu'une femme ou un enfant le tour-
mentent, ou le maltraitent, aussitôt il s'é-
lancera sur eux avec fureur, surtout si c'est

(1) Ces renseignements m'ont été fournis, le 30 juin
dernier, par plusieurs habitants de Fleurines même, par
M. Lavoine, maire, par M. Stokleit, père, et par une jeune
fille avec laquelle Adele Drouard a couché plusieurs
fois, après son accident du 21 février... S'il y a quelque
chose d'inexact, j'aime à croire que les médecins qui
ont soigné la malade s'empresseront de le rectifier. Ce
sera facile besogne, l'un de ces MM. étant membre cor-
respondant-muet de l'Académie royale de médecine.

un chien de berger, comme celui qui mordit
Adèle ; tant l'abandon aigrit le caractère de
cet animal, ordinairement si doux, si bon et
si amical... Un habitant de Fleurines m'a
dit que ce chien appartenait probablement à
un marchand de bestiaux de la Belgique; que
son maître avait peut être pris la diligence à
Fleurines, et que le chien était resté dans cet
endroit, dans l'espoir de l'y retrouver.

Quoiqu'il en soit de ces conjectures, il
n'en est pas moins vrai que les habitants, et
les parents d'Adèle surtout, *auraient bien
mieux fait de recueillir cet animal*, pour voir
ce qui lui adviendrait, que de le tuer avec
tant de précipitation. Cette sage précaution
pouvait empêcher une catastrophe qui a
déjà fait couler bien des larmes !

A l'avenir, quand quelqu'un sera mordu
par un chien inconnu, il faut, à mon sens, se
bien garder de s'en défaire: qu'on l'isole,
qu'on l'enferme dans un endroit écarté, de
manière qu'il ne puisse nuire à personne;
qu'on lui donne du pain, de l'eau, du lait;
en un mot, qu'on établisse pour lui une espèce
de salle d'asile; qu'un vétérinaire, rétribué
par la commune ou autrement, le visite,

chaque jour ; s'il recouvre la santé, il n'y a rien à craindre pour le blessé...

Si, au contraire, vous vous hâtez de vous débarrasser de ce chien, dans la crainte qu'il ne soit enragé (ce que l'on croit toujours si facilement, à cause de la *peur*, cette mauvaise conseillère, qui grossit tous les objets), *comment prouverez-vous au blessé que cet animal n'était pas enragé, que ses craintes sont chimériques ?* Vous aurez beau le lui dire, le lui répéter mille et mille fois, dans le moment même où il se trouvera heureux de vous entendre, il ne manquera jamais de se faire, ou de vous adresser cette terrassante interrogation : *Eh bien ! pourquoi l'a-t-on tué ce chien, s'il n'était pas enragé ?* En vain, ajouterez-vous, comme c'est vrai, que sur 100 chiens tués pour enragés dans nos campagnes ou nos villes, *il y en a au moins* 99 *qui ne le sont pas.* Le malheureux blessé vous répondra éternellement : « Tout cela est fort possible ; *mais le chien qui m'a mordu était enragé, et la preuve c'est qu'on l'a tué...* »

Il va sans dire bien-entendu que, si l'on avait la *certitude matérielle* de la maladie de l'animal, il faudrait le faire périr *incontinent,* afin d'éviter de nouveaux malheurs. Mais je voudrais bien savoir comment de braves campagnards qui, pour la plupart, ne connaissent pas la lettre moulée, comment de savants citadins mêmes s'y prennent pour connaître, à la première inspection, *la rage qu'ils n'ont sans doute jamais vue*, au point de dire : *Il faut tuer cet animal-là au plus prompt, parce qu'il est enragé?* Les vétérinaires s'y trompent bien ; pourquoi le malin ·public ne s'y tromperait il pas?... (1).

Ces réflexions m'ont été suggérées par les entretiens que j'ai eus avec bon nombre de personnes, à qui la rage inspire la plus vive frayeur. L'une d'elles me disait l'autre jour, avec l'accent de la plus énergique conviction, qu'elle se brûlerait immédiatement la cervelle, si jamais elle était mordue par un chien *parfaitement sain*, que l'on aurait tué pour *enragé*... Eh bien! que feriez vous, lui demandai-je, si le chien n'était pas tué? — «Oh ! je m'opposerais de toutes mes forces à ce qu'on lui fît le moindre mal; je le garderais

. (1) Revoir la note, au bas de la 1re page de l'observation de la baionne.

avec moi très-précieusement; je ne le perdrais pas de vue un seul instant. Je m'em-
presserais de voir *s'il veut manger ou boire;*
je tâcherais de le *faire aboyer;* en un mot,
je lui prodiguerais, jour et nuit, les soins les
plus assidus jusqu'à guérison entière; je le
choyerais comme ma seule ancre de salut; et
je ne serais complètement rassuré qu'après
avoir vu tout cela de mes propres yeux. Je
vous jure sur l'honneur, qu'en pareil cas, je
ne m'en rapporterais qu'à moi-même... »

TROISIÈME OBSERVATION.

*Rage terminée par la mort, à la suite de la
morsure d'un chien* PARFAITEMENT SAIN.

« En janvier 1833, un aubergiste tomba
subitement malade; M. Strahl, à son arrivée,
le trouva couché sur son lit et ne se plaignant
de rien, sinon que les aliments lui répu-
gnaient et qu'il avait quelque *difficulté à
avaler.* Le pouls, la température de la peau
et la langue n'offraient rien d'anormal. Sa
mère lui ayant offert une tasse de thé, il la
repoussa avec horreur, assurant qu'il lui serait

impossible de boire, etc. On apprit qu'il avait été *mordu*, cinq semaines auparavant, par un *chien* qu'il dressait pour la chasse, et que la plaie s'était parfaitement cicatrisée. Le chien, amené sur la demande du médecin, fut trouvé dans un état de *santé parfaite ; il n'avait jamais été malade ;* il était parfaitement tranquille, *aboyait* avec force, et *but* sans peine une grande quantité d'eau.

« Dans la soirée, après les plus grands efforts, le malade parvient à boire trois cuillerées d'une infusion de valériane avec l'opium. Le soir du lendemain, *il eut un véritable accès de rage.* Voyant sa sœur boire un verre d'eau, il entra dans une fureur horrible, cassa un miroir, et supplia les assistants de s'éloigner, parce qu'il les mordrait infailliblement ! Après une demi-heure de cet état, *sommeil tranquille ;* à 10 heures, *nouvel accès,* pendant lequel le patient se mit à crier, à aboyer comme un chien, et brisa tout ce qui, dans la chambre, avait un éclat brillant. Ses sœurs se sauvèrent ; mais ayant atteint sa mère, âgée de 65 ans, il la jeta par terre, et *la mordit à la joue ;* après cet acte de fureur, il parut *revenir à lui ;* et, lorsqu'on entra

7

dans sa chambre , une demi-heure après , on
le trouva mort, la tête cachée dans ses
draps... Sa *mère n'éprouva aucun accident*
par suite de sa *morsure...*» (1)

QUATRIÈME OBSERVATION.

« Au mois de février 1575, Dominique
Pancalde , âgée de 16 ans , fut saisie *de frayeur*
en voyant plusieurs hommes se battre. Pendant trois jours, elle éprouva quelques accidents nerveux, et, le quatrième, un frisson
l'obligea de se mettre au lit. Les douleurs
deviennent aiguës; il survient des nausées,
des inquiétudes ; elle éprouve des terreurs
paniques, pousse des gémissements, devient
furieuse, chasse ses domestiques. Lorsqu'on
lui présente *à boire*, elle retire la tête,
éprouve de l'*horreur pour le liquide*, et tombe
en faiblesse. Elle ne peut voir la lumière
l'écume lui vient à la bouche; dans quelques

(1) Cette observation, extraite du *journal de Hufelan*
(décemb. 1833), est due à M. le docteur Hermann Strahl
Elle a été publiée dans la *Revue médicale*, cahier de
mai 1834.

moments, *elle a toute sa raison ;* d'autres fois, elle fait craquer ses dents et se mord la langue. Elle meurt au commencement du cinquième jour. »

CINQUIÈME OBSERVATION.

« Au mois de septembre 1753, à Mantoue, Gabriel Novaria, étant à dîner, ressent une *gêne au gosier* et *veut boire* pour la *faire disparaître, mais quelques efforts qu'il fasse, il ne peut réussir à avaler le liquide.* Le soir, il essaie de nouveau à *boire, il est pris de convulsions et ne peut en venir à bout.* Le mal continue, le second jour ; le troisième, il consulte Marcellus Donatus, qui lui fait trois fois de suite présenter de l'eau ; à chaque fois, *frémissement, défaillance,* SUFFOCA-TION *avec* ÉTRANGLEMENT *au gosier.* Si la boisson est éloignée de sa vue, *il revient à lui, il a tout son bon sens ;* il se sent de la force, *n'a point de fièvre,* ne se plaint d'au-cune douleur (si ce n'est de *suffocation* avec *étranglement*), et *périt* le troisième jour, *sans que les autres fonctions aient été dérangées.*

« Malgré toutes les informations possibles, on ne peut découvrir la *cause* de cette maladie. » (1).

SIXIÈME OBSERVATION.

« Aubert, âgé de douze ans, d'un tempérament *bilieux*, d'une complexion délicate et grêle, est saisi d'hydrophobie, *sans avoir été mordu d'aucun animal et sans aucune cause évidente*, dans le mois d'août 1754. *Il a une telle horreur de l'eau, qu'il ne peut vaincre sa répugnance pour boire*. Il est extrèmement *inquiet* et *agité* dans son lit. Son visage est pâle; ses yeux sont égarés; cependant *il raisonne bien*. Il *meurt* du deuxième au troisième jour (2). »

(1) Ces deux observations sont de Marcellus Donatus, qui en rapporte trois autres semblables, avec même terminaison prompte et funeste, *hist. med. mirab.*, lib. 6, cap. 1, p. 296 et suiv. Voy. aussi la *monographie* de M. de Saint-Martin, pag. 100 et suiv.

(2) Andry, *recherches sur la rage*, p. 47, in-12. 1780, Paris.

HUITIÈME OBSERVATION.

« Un religieux, âgé de trente-trois ans, d'un *naturel triste* et d'une constitution maigre, était légèrement indisposé, depuis deux ou trois jours, lorsque, le 1er janvier 1755, des douleurs aux reins et aux extrémités inférieures l'empêchèrent de se lever. M. Pinchenier, appelé dans la matinée, trouva le pouls du malade un peu élevé et fréquent, la peau moite et sans chaleur extraordinaire, la langue grisâtre, la *respiration gênée; l'air du malade est embarrassé et décontenancé;* il se plaint d'une ardeur d'uriner.

« Tout le jour, on le pria inutilement de boire ou de prendre du bouillon; il refusa constamment, sous prétexte d'aversion pour le bouillon et de manque de soif Le soir, il demande un potage; *mais ce n'est qu'avec beaucoup de difficultés qu'il en avale quelques cuillerées,* et il en fut fortement travaillé 'u 'à ce qu'il les eût rejetées : cela ne fut dant en comparaison des agita- lions, de forts pour vomir, de l'oppression

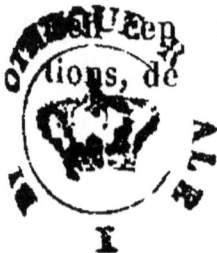

et de la suffocation qui suivirent l'adminis-
tration d'un lavement; ces tourments con-
tinuent et vont toujours en augmentant
pendant la nuit. *Le malade ne peut rien
avaler ; la seule proposition de la tisane et
du bouillon le met en convulsion ; il se plaint
du mouvement, de l'agitation de l'air, occa-
sionnés par ceux qui l'approchent, il s'en dit
suffoqué ; il n'avait pas moins d'horreur pour
la lumière, et il fallut, le lendemain matin,
le priver du jour en le logeant dans une
chambre peu éclairée.* Il pria alors qu'on lui
accordât un peu de vin : je lui présentai
moi-même, dit l'auteur, ce vin tant désiré;
mais mon étonnement fut au comble en
voyant tout à la fois, ce que je ne saurais
bien exprimer, *sa joie et son empressement à
boire, et l'horreur qui l'en empêchait. Sa
main portait la tasse vers la bouche, mais ne
pouvait arriver qu'à moitié chemin, et rétro-
gradait alors par un mouvement involontaire
plus prompt et plus rapide que celui qui l'a-
vait avancée; la bouche, qui allait au-devant
de la tasse, la repoussait, dès qu'elle allait
y toucher, par un frémissement des lèvres et
par un violent hurlement.*

« Le malheureux eut beau renouveler plusieurs fois ses efforts, et entrer dans une sorte de colère pour faire arriver la tasse jusqu'à sa bouche ; il eut beau fermer les yeux et s'y prendre de toutes les manières, il ne put en venir à bout. On essaya de porter la tasse à la bouche du malade ; mais elle fut repoussée de sa part avec un contre-coup, des frémissements, des mouvements convulsifs extraordinaires au cou et à la face, des *sifflements au gosier* et des hurlements : il ne fut pas possible de faire entrer une seule goutte de liquide, quoiqu'il parût s'y prêter de tout son pouvoir, et qu'il marquât la meilleure volonté et le désir le plus ardent de l'avaler. On revient plusieurs fois à la charge avec aussi peu de succès. L'*intérieur de la bouche*, le *gosier*, le *cou*, ne présentent *aucun gonflement;* on assure au malade que *rien ne s'oppose à la déglutition :* il s'arme d'un nouveau courage, approche, avec une sorte de fureur, la tasse de ses lèvres ; elle y touche cette fois, mais elle est repoussée avec force, et jetée en l'air. *Des convulsions de tout le corps, des grimaces effroyables, accompagnées d'une oppression extrême, d'ef-*

*forts incroyables de vomissement, avec me-
nace de suffocation, firent croire que quelques
gouttes de liquide étaient entrées dans la
bouche.* Au lieu de vomir, il ne rejeta que
deux ou trois crachats blancs et épais ; et cet
orage fut calmé en moins d'un quart d'heure.
Le pouls était ce jour plus fréquent que la
veille, mais sans élévation ; il était intermittent à chaque sixième ou septième pulsation,
faible, inégal, irrégulier ; l'*oppression* et la
suffocation furent toujours *en augmentant ;*
les hurlements commencèrent vers midi ; les
transports qui l'agitaient devinrent plus fréquents et plus violents ; toujours ils étaient
accompagnés d'efforts incroyables pour *vomir,* qui ne produisaient d'autre évacuation
que celle de crachats blancs et épais. Les
tendons du poignet, dans un sautillement
continuel, couvraient presque le pouls,
dont la fréquence et la *faiblesse* augmen-
tèrent de plus en plus. Pendant la nuit, les
hurlements du malade effrayèrent tous les
voisins ; son visage se défit ; la bouche fut couverte de bave vers minuit ; enfin il expira vers
cinq heures du matin, quarante-huit heures
après le début de sa maladie. Il *conserva la*

raison jusqu'à la fin; dans les moments de relâche, il faisait ses excuses aux assistants des transports qui l'entraînaient malgré lui; il pria le frère qui le tenait de ne le point quitter et de le serrer fortement dans ces instants. Il lui dit une fois qu'il craignait de le mordre; il lui dit aussi qu'il était peut-être *enragé*, mais qu'il ne savait pas comment il pouvait l'être. Et, en effet, personne de sa famille, ni d'autres, ne lui ont entendu dire qu'il eût été piqué ou mordu par aucun animal (1). »

SEPTIÈME OBSERVATION.

« Un jeune homme de trente ans, d'un tempérament *mélancolique*, asthmatique depuis plusieurs années, s'étant livré pendant quelques jours à des exercices de corps très-violents dans un grand magasin de papier, où il respira beaucoup de poussière, se découvrit presque tout en sueur. Il fit, le 31 mai 1757, durant la plus grande chaleur du jour, une marche forcée à deux lieues de

(1 Journal des Savants, décembre 1757.

Paris ; pendant ce voyage, il éternua presque continuellement. De retour, *difficulté de respirer et d'avaler, tristesse, inquiétude ;* le malade se met au lit, y reste tout le jour sans vouloir rien prendre. Le soir, augmentation très-grande de la difficulté de respirer, *crainte de suffocation.* Un chirurgien appelé fait une saignée du bras, et ordonne de la thériaque délayée dans l'eau ; le malade, après l'avoir refusée, consent enfin à la prendre ; *il l'avale avec la plus grande difficulté, et à l'instant suffocation, raidissement des bras et des mains, cris ;* il prie qu'on le secoure en lui tirant des doigts avec force. Cet accident passé, il revient à son premier état, et passe ainsi la nuit. Le matin, nouvelle saignée qui ne soulage pas plus que la première. A onze heures, M. Lavirotte voit le malade ; la respiration ne se fait point par le nez et cependant le malade craint d'avoir la bouche ouverte... *Il y porte la main dès qu'on ouvre la porte de la chambre, et crie que l'irruption de l'air va l'étouffer ; l'haleine même de ceux qui lui parlent l'incommode beaucoup, il se retourne pour l'éviter.* Ses yeux sont hagards ; son pouls est dur, concentré, pas plus agité que dans l'état naturel ; *la gorge ne présente aucun vestige d'inflammation ;* point de céphalalgie ; douleur à l'estomac, éructations ; la nuit précédente, il avait eu quelques nausées... *A la vue de l'eau qu'on lui présente dans une cuillère à café, les yeux tournent, les membres sont agités de mouvements convulsifs, les muscles du cou se raidissent, le cartilage thyroïde s'élève et s'abaisse avec une vivacité singulière.* Après quelque temps de calme, il essaie, sans horreur, d'avaler un peu de mie de pain, mais tous ses efforts sont inutiles ; un demi-bain proposé n'effraie pas le malade ; mais lorsqu'on *apporte de l'eau, il éprouve un frémissement convulsif universel et une sueur froide considérable.* Il eut de la peine à entrer dans l'eau ; il y resta une heure et quart et demanda alors, avec beaucoup d'agitation, à en sortir : on craignit une syncope et on le retira ; il se trouva un peu soulagé, et dit que dans l'eau *sa gorge était moins serrée, sa respiration plus facile ;* qu'il lui semblait alors que son mal commençait à descendre, mais qu'il lui était impossible d'y rester davantage. Le *spasme* augmenta bientôt. Une saignée du pied semble le rendre un peu plus tranquille. Le malade demande un bouillon, *mais il en détourne la vue ; il y trempe seulement un doigt et le porte sur sa langue ; à l'instant il jette des cris affreux ; il est pris de convulsions si violentes que six personnes ont de la peine à le tenir ; sa tête surtout est agitée d'une manière épouvantable ; son visage est gonflé, sa bouche ouverte ; il cherche à mordre et jette une bile noirâtre ;* le cou *tuméfié* égale presque la tête en grosseur. *Pouls très-petit,* très-vif, *serré et convulsif ;* sueur froide et gluante. Après trois heures de cet état terrible, les forces et l'agitation diminuent, les cris ces sent, et la mort a lieu dans le même jour, second de la maladie.

« Cet homme assura, et ceux qui vivaient avec lui, depuis plusieurs années, confirmèrent qu'il n'avait jamais été mordu ni piqué par aucun animal (1). »

(1) Observation de Lavirotte dans le *Journal des Savants,* août 1757, p. 81.

NEUVIÈME OBSERVATION.

« Le fils du fournier de Talend, âgé de vingt-
deux ans, ressentit le soir, 8 septembre 1765,
une ardeur d'urine qui lui donna des mouvements convulsifs ; il voulut boire de l'eau,
mais *à mesure qu'il l'approchait de ses lèvres
il sentait croître une répugnance dont il ne
pouvait se rendre raison...* Cet état persista la
nuit et le lendemain ; ce jour, au soir, chaleur brûlante dans l'estomac et à la *gorge* ;
visage *rouge* et enflammé ; yeux égarés
comme ceux d'un homme étonné et rempli
d'inquiétude ; *la vue de l'eau à une certaine
distance ne l'effraie pas moins* ; dès qu'on
*l'approche de sa bouche, tout son corps entre
en convulsion* ; pour le faire boire on couvre
l'eau, et le peu qu'il en avale avec un chalu-
meau *lui donne des mouvements convulsifs.*
Le troisième jour, *premier degré de l'hydrophobie, écume à la bouche, fureur...* Quatre
personnes tiennent le malade dans son lit ; il
est dans un état déplorable ; bientôt *insensi-
bilité presque complète du pouls ; refroidisse-*

ment des extrémités ; mort vers trois heures du matin.

« Cet homme n'avait été *mordu par aucun animal*; un travail forcé , surtout la veille du jour où cette maladie se déclara, dans une carrière desséchée et exposée au soleil le plus ardent , paraît en être la seule cause (C'est cette cause-là ou une autre). (1)

DIXIÈME OBSERVATION.

« Un jeune homme, après avoir abandonné sa maîtresse dont il avait été éperdument amoureux, devint jaloux d'un nouvel amant auquel elle s'était attachée, et il fit ce qu'il put pour supplanter son rival ; mais ses protestations furent inutiles : la femme, obstinée dans sés refus, lui ôta toute espérance. Alors , dans un de ces moments passionnés où l'on ne connaît que la *fureur*, ce jeune homme *se mordit* au doigt du milieu jusqu'à s'emporter la peau. Le lendemain il sentit des élancements au doigt mordu , avec une

(1) Observation de Le Roux, voy. page 6 de son *mémoire.*

douleur qui s'étendait à tout le bras. *La tête
se prit ;* il eut bientôt des *mouvements convulsifs ,* qui se succédèrent d'un moment à
l'autre ; il fut saisi de *l'horreur de l'eau* et
*refusa tous les aliments ; l'air même le suffo-
quait ;* il menaçait de mordre tout le monde.
Le quatrième jour , il mourut dans les accès
de la rage la plus confirmée » (1).

ONZIÈME OBSERVATION.

« Le 12 juin 1752, Poisel, âgé de quarante-
quatre ans , d'un tempéramment *bilieux,* entra dans une *violente colère* contre un portefaix qui, en lui apportant du bois, cassa une
glace chez lui. Un quart d'heure après il se
met au lit, sommeille quelques instants et se
réveille avec une *grande envie de boire qu'il
ne peut satisfaire* ; il a l'air violent et égaré.
Bientôt paraissent le délire et les convulsions.
Tous ces symptômes vont en augmentant
jusqu'à trois heures du matin qu'il meurt.

Il fit inutilement les plus grands efforts

(1) Observation de Gallet Duplessis dans les mém. de
la soc. de méd., t. 6, p. 59.

pour boire et soutint toujours *n'avoir jamais
été mordu par aucun animal,..* (1).

DOUZIÈME OBSERVATION.

« Un jeune militaire, dégoûté de la profession des armes, et consterné par des chagrins domestiques, cherche la solitude et
s'éloigne de ses camarades, ce qu'ils attri-
buent à un défaut de bravoure ; et, par manière de jeu, ils entrent à minuit dans sa
chambre, précédés d'un tambour qui battait
la charge, s'écriant que les Autrichiens
avaient passé le Rhin et que tout était dans
le plus grand danger. Ce jeune homme
éprouve à l'instant des convulsions effrayantes : son regard est furieux, il jette des cris
horribles, et quelques propos rassurants
qu'on lui tienne, il ne revient à lui qu'au
bout d'un quart d'heure. *Dès lors, sentiment
d'ardeur et de constriction à la gorge, et
nouvelles convulsions aussitôt qu'on lui présente de l'eau et du vinaigre, avec expectora-
tion d'une salive écumeuse et abondante.* Le

(1) Pouteau, *essai sur la rage*, p. 7.

lendemain , à son admission à l'hôpital militaire, *nouvelles convulsions à l'aspect d'une
boisson qui lui fut offerte*; regard étincelant;
respiration précipitée et irrégulière ; pouls
intermittent et à peine sensible ; hurlements
affreux. Cet accès dure une demi-heure , et
le malade revient à lui-même , *se plaignant
d'avoir les liquides en horreur , d'éprouver
une grande chaleur à la gorge et une extrême
pesanteur do tête* : prescription de bains et
d'une potion antispasmodique , que le malade ne peut prendre , à cause des convulsions
que renouvelle la seule vue des liquides. *Im-
pression de la lumière insupportable ;* on le
place dans un cabinet peu éclairé : retour de
plusieurs accès jusqu'à onze heures , époque
de sa mort.

Dans l'intervalle des accès , *la respiration
était à peine gênée ;* le pouls était fort et dé-
veloppé , le regard abattu : le malade assura
n'avoir jamais été mordu par aucun animal ,
il ne chercha lui-même à mordre que dans le
dernier accès ; mais quoiqu'il ne fût pas tenté
de le faire dans les précédents , il priait néan -
moins les personnes qui l'entouraient de s'é-
loigner dès qu'il en pressentait l'invasion.

8

L'autopsie cadavérique n'apprit rien de particulier, *la gorge contenait seulement une mucosité assez abondante* (1).

TREIZIÈME OBSERVATION.

« Le sieur Balthasar Mathieu, natif d'Almas, près Saint-Flour en Auvergne, âgé d'environ trente-cinq ans, vivait depuis son bas âge à Paris ; il était domicilié, lors de son décès, à l'hôtel de la Pucelle d'Orléans, rue des Mathurins ; portefaix de sa profession, et d'un tempérament sanguin, il était plus sensible du côté du moral que son état ne semblait l'indiquer. Il avait toujours mené une vie fort réglée, et ne se rappelait pas avoir eu de maladie, à l'exception d'une légère douleur de rhumatisme qu'il avait ressentie depuis deux ans.

« Depuis trois semaines, ayant appris qu'un de ses frères voulait le battre, pour des raisons qu'il est inutile de détailler ici, il en fut saisi de crainte. Le samedi 28 octobre 1780,

_____

(1) Pinel, *Nosographie philosophique*, t. 3, page 115, 4e édit.

la femme de ce frère alla le trouver à la place de Cambrai, et lui dit plusieurs choses qui lui firent de la peine ; il la quitta fort en colère, et se retira chez lui sentant des lassitudes aux jambes, et un peu de faiblesse dans le reste du corps. A cette époque, un enchifrènement dont il était affecté depuis trois jours le quitta. Sa femme l'engagea à se coucher : alors il ressentit un léger frisson ; on le couvrit plus qu'à l'ordinaire ; il reposa peu cette nuit ; son sommeil fut interrompu par des rêves désagréables.

« Le dimanche 29, il commença à se sentir *un peu d'aversion pour les liquides, tels que l'eau, le bouillon, etc.* Cette répugnance, augmentée pendant la journée, ne l'empêcha pas de manger deux soupes et un morceau de pain ; la nuit fut assez tranquille, il dormit sans agitation. Le lundi 30, on me pria de l'aller voir ; il venait de la messe. M. Gosse, mon ami, l'avait déjà interrogé sur l'état de sa santé ; il lui avait répondu qu'il *sentait une pression à la poitrine et qu'il avait crainte de l'eau :* ces symptômes paraissent *hydrophobiques* à mon ami. Il le questionna de manière à ne lui donner aucune inquiétude, en le priant de lui dire s'il n'avait pas été piqué par quelques mouches ou mordu par quelque animal ; il assura que rien de pareil ne lui était arrivé. En entrant chez lui, il me pria d'approcher doucement de sa bouche, parce qu'on faisait, disait il, en allant vite, *avancer une trop grande quantité d'air qui le suffoquait.* Le pouls était dur et non accéléré, puisqu'il ne battait que soixante-quatre à soixante-six fois par minute, ce qui est à peu près ordinaire aux personnes adonnées aux travaux pénibles ; son visage était naturel et sa peau un peu sèche. Il répondit de la manière suivante aux questions que je lui fis. Après m'avoir donné le détail de ce qui était cause de sa maladie, il me dit que depuis deux ans il avait une douleur de rhumatisme qui se portait tantôt à l'épaule droite, tantôt à la gauche, mais qu'elle n'était jamais ni bien forte ni continuelle. L'inspection de la partie ne me fit rien voir de remarquable ; j'examinai la bouche, et je ne pus apercevoir des *boutons* qu'il prétendait sentir *au côté gauche de la langue ;* elle ne présentait *rien de particulier ;* il ne ressentait aucune douleur dans les autres parties du corps. Je lui présentai de l'eau dans une tasse , *il avança son bras en tremblant, saisit la tasse et la porta à sa bouche : on le voyait s'agiter et entrer en convulsion à mesure qu'il l'avançait. Aussitôt qu'elle eut touché ses lèvres , ses yeux devinrent fixes ; sa respiration parut prompte et laborieuse;* son pouls était toujours régulier , dur et fort , mais sans accélération : il avala l'eau , et l'agitation ne cessa que lorsqu'il eut abandonné la tasse. Dès qu'il apercevait les liquides, il était prêt à *suffoquer;* sa poitrine se resserrait ; il ressentait un picotement à la plante des pieds, qui montait le long des jambes et des cuisses, d'où il se prolongeait le long des avant-bras, des bras et des épaules , ensuite à la tête, aux gencives , et dans tout le tronc : il le comparait à la morsure des grosses fourmis qui montent sur les chênes; ce picotement commençait et finissait avec la convulsion. En appliquant ma main sur son ventre , je soulevai les couvertures du lit; il lui survint un accès qui fut très court ; je lui en demandai la raison , il me répondait qu'il provenait *de l'agitation de l'air produite par les couvertures , et qu'il lui arrivait toutes les fois qu'on faisait des mouvements dans la chambre ou qu'on s'approchait tout près de son lit ; qu'il sentait alors un étouffement qui lui faisait exécuter des mouvements involontaires.* Je passai de nouveau fort doucement ma main sur sa poitrine : dans ce moment il entra une personne , et l'accès le reprit ; mais il fut plus fort que le précédent. Il criait et faisait signe à cette personne de se mettre de côté, et d'aller doucement ; je sentais sa poitrine se resserrer en tous sens; mon doigt mis entre deux côtes me parut être pressé par leurs bords; *la verge était en érection :* après l'accès , il me dit , dans son patois d'Auvergne, afin qu'on ne le comprît pas , que cela était fréquent depuis le commencement de sa maladie ; que pendant les nuits du 28 au 29 et du 29 au 30 il avait vu sa femme plusieurs fois, mais que ce désir était à présent passé , et que, quoiqu'il fût en érection dans le moment des accès , il n'éjaculait pas. Sa femme me disant que les urines étaient suppprimées, je lui fis faire une décoction de chiendent nitrée , et lui proposai la saignée , pour laquelle il parut avoir de la répugnance. Je me retirai après lui avoir ordonné un lavement avec l'eau et l'huile ; le soir, je retournai chez lui, il ne voulut pas encore se laisser saigner : le lavement lui avait fait rendre des matières assez consistantes et de mauvaise odeur ; son état était le même que lorsque je l'avais quitté ; je lui fis prendre deux cuillerées d'une potion composée de trente gouttes de laudanum liquide de Sidenham, de deux onces d'eau de fleurs d'orange, d'une demi-once sirop de pivoine, et de quatre onces d'eau de lis : la nuit fut assez tranquille.

« Mardi 31, à cinq heures du matin, on vint m'appeler ; il était fort agité et parlait beaucoup ; il consentit à la saignée : je lui tirai quatre palettes de sang qui, refroidi, ne présenta rien de particulier. Bientôt après il rendit environ un poisson d'urine semblable à-peu-près à du méconium délayé ; elles ne précipitèrent point et furent toujours troubles ; je lui fis continuer sa tisane et il urina trois ou quatre fois dans la journée : deux heures après la saignée, il vomit environ trois cuillerées d'une bile de consistance et de couleur ordinaires ; il prit quelques lavements

dans la journée; les accès devinrent moins
fréquents et il mangea une soupe que sa
femme lui présenta vers le soir; une heure
après l'avoir prise, il fit inutilement des
efforts pour vomir. Les accès devinrent plus
fréquents; il alla trois fois à la garde-robe et
assez copieusement; les matières étaient
consistantes, mêlées de glaires, et d'une
odeur infecte; je lui fis prendre un lavement,
qui le débarrassa encore de quelques matières semblables aux premières. *Le son des
cloches l'agitait vivement;* il rendait des vents
par la bouche et par l'anus; il sua un peu
pendant la nuit.

« Mercredi, 1er novembre, je le vis à six
heures du matin : son horreur pour les li
quides avait augmenté, mais la douleur à
l'épaule était passée, il se sentait un bien-
être général. *Les accès ne survenaient que
quand on lui présentait des liquides, et lors
que l'air était agité, soit par la vibration des
cloches ou d'un instrument à cordes :* un vio-
lon dont je me servis augmenta beaucoup ses
convulsions; il me priait de finir et de m'en
aller. *Tous les sens devinrent plus exquis,* et
les *facultés intellectuelles semblaient être aug-*

mentées; il voyait à une grande distance des corps très-petits; *la lumière trop vive l'incom modait;* sa pupille me parut un peu rétrécie; il savait distinguer parmi plusieurs personnes, quoique assez éloignées, celles qui avaient bu ou touché quelque liqueur dont l'odeur l'incommodait, comme de l'eau-de-vie, du vinaigre, etc. Il les priait pour lors de s'écarter. Toute l'habitude de son corps était devenue plus sensible ; il me fit porter la main sur son bras gauche pour me faire sentir des boutons; mais je ne pus les apercevoir, ni par le toucher, ni par la vue; il disait qu'il les sentait crever de temps en temps. On vint le confesser, et il reçut beaucoup de visites, ce qui le fatigua extrêmement et augmenta la violence de ses accès. A six heures du soir, je lui fis prendre un bain de pied et trois cuillerées de sa potion, ce qui le tranquillisa : il sua abondamment; on lui changea deux fois sa chemise, les draps même et l'oreiller étaient mouillés; cette sueur étoit fétide. Il dormit pendant trois heures d'un sommeil tranquille; à son réveil, il se sentit soulagé; quatre heures après, il lui survint des angoisses, des nausées et des convulsions violentes.

« Jeudi, 2 novembre, on vint m'appeler de grand matin ; je trouvai le pouls dans le même état que la veille, le visage rouge ; les yeux n'étaient point enflammés ; il avait un léger mal de tête, comme le jour précédent : je proposai un bain, il me dit qu'il voulait aller à l'Hôtel-Dieu pour le prendre ; je le saignai du pied. Il fit ensuite un tour dans la chambre et se coucha ; il sua abondamment après avoir pris, au moyen d'un tuyau de fer-blanc de cinq lignes de diamètre et de dix-huit pouces de long environ, un demi-setier d'une infusion de tilleul, mêlée avec une demi-once d'eau de fleur d'oranger ; quelques heures après, les accès recommencèrent ; les cloches qui ne cessaient de sonner, le fatiguaient beaucoup ; il était *furieux* lorsque quelqu'un entrait. Il n'y avait que sa femme et moi qui pussions l'aborder en l'approchant très-doucement. Je priai qu'on ne laissât entrer que les personnes nécessaires, le malade m'approuva beaucoup : il raisonnait avec tout le discernement possible ; il ne perdait pas même pendant les accès sa présence d'esprit, et répondait avec justesse à toutes les observations que je lui faisais ;

quand il entrait quelqu'un, quoique fermement persuadé qu'il ne lui voulait aucun
mal, il se sentait oppressé, il semblait qu'on
allait le saisir pour le battre; il demandait
qu'on lui appliquât la main sur le front, mais
si elle s'abaissait vers les yeux, il criait, la
repoussant avec la sienne et entrait en convulsions. Ce jour là, il désira qu'on lui mît la
main sur la région épigastrique, à la hauteur
du cartilage xiphoïde. A une heure et demie,
M. Paulet, averti par M. Gosse, mon ami, fut
curieux de voir le malade; il eut d'abord de
la peine à l'aborder, quoique celui-ci le re-
connût et se rappelât son adresse; cependant,
à force de tentatives et en allant très-doucement, il parvint à lui toucher le pouls et à lui
faire répondre à toutes les questions qu'il lui
fit. Dans ce moment, le malade, rencontrant
les yeux de M. Gosse qui le fixait, se mit à
crier et eut un accès des plus violents. Il me
dit de ne pas l'abandonner, qu'il me voyait
avec plaisir à son côté, mais qu'il ne fallait
pas le fixer. M. Paulet le visita le soir avec
M. le commissaire Laumonier; ils eurent
d'abord de la peine à l'aborder, mais peu à
peu il parvinrent à le toucher. Je fus le voir

à neuf heures du soir : je trouvai le pouls augmenté en dureté et en vitesse ; sa peau était sèche, et les convulsions très-fortes. Je lui fis boire de l'infusion de tilleul, pour laquelle il avait marqué moins de répugnance, et je fis préparer le bain que j'avais proposé ; il y entra à onze heurs trois quarts de la nuit : il y plongea d'abord ses jambes et l'accès le prit ; il s'agita et on fut forcé de le soutenir pendant l'espace d'un quart d'heure ; il parvint à y entrer jusqu'au sommet de la poitrine. Lorsqu'il entra dans le bain, je vis que pendant l'expiration il se faisait un enfoncement considérable dans l'espace triangulaire qui est entre la clavicule et le bas du cou ; dans l'inspiration au contraire une élévation se manifestait au même endroit ; à la même époque, c'est-à-dire en entrant dans le bain, ses yeux étaient fixes ; il serrait fortement les mains de ceux qui le tenaient ; l'accès étant passé, il portait très-souvent sa lèvre entre ses dents, ce qui avait eu lieu plusieurs fois dans son lit ; il me pria de ne pas le quitter, d'ôter la lumière, qui l'incommodait, et d'éloigner les vapeurs qui sortaient du bain. Il y urina trois fois sans aucune douleur et sans apercevoir la légère cuisson qu'il avait ressentie depuis sa maladie. Il resta dans son bain jusqu'à une heure un quart, et en sortant il fut pris d'un nouvel accès, occasionné par l'eau qu'il fit mouvoir : il poussa des cris convulsifs ; quatre personnes furent obligées de le tenir. Il revint peu-à-peu et gagna son lit en s'appuyant sur les épaules d'un de ses frères, et se cachant la tête. Son pouls avait diminué de dureté et de vitesse : il se trouvait assez bien ; je lui fis prendre trois cuillerées de sa potion, il dormit une demi-heure, et redemanda de sa potion. Le reste de la nuit fut assez tranquille.

«Vendredi 3, à cinq heures et demie du matin, on vint m'appeler. Je le trouvai étendu sur le plancher, couvert d'un drap ; il priait qu'on lui cachât la tête. Dès qu'il m'aperçut, il se mit à crier, se leva et chercha à s'échapper par la fenêtre ; cinq de ses frères le saisirent ; mais il en renversa un d'un coup de pied, en écarta deux avec ses bras et entraîna les deux autres. Ou lui jeta un linge sur la tête, qui l'arrêta aussitôt : on le porta sur le lit. Il prit ce linge entre ses dents et le mordit : il criait qu'on l'attachât. Je lui fis lier les

bras et les jambes, et les efforts cessèrent. Il
parlait d'un ton ferme, sans s'arrêter par intervalles comme il l'avait fait le jour précédent; il se mettait en colère de temps en
temps, et demandait un tonneau pour le
mettre sur sa tête. Je lui fis donner un grand
carton cylindrique, mais il répéta que c'était
un tonneau défoncé des deux côtés qu'il lui
fallait, afin, disait-il, que le vent ne vînt pas
par-devant, mais d'en haut. Je lui répondis
qu'il lui écraserait la poitrine; il me dit qu'il
fallait l'échancrer au devant. *Ce fut alors que
la salivation commença à se manifester; il
cracha même sur le visage de sa femme;* il
revint cependant à lui, et me pria de me tenir derrière le rideau pour me dérober à sa
vue, disant que s'il me voyait, je le ferais
mourir: cette crainte de ma présence avait
eu lieu depuis que je l'avais fait lier; il m'en
demanda cependant pardon et me tendit,
par-dessus la couverture, le bras que je venais de délier, pour me laisser toucher son
pouls. Les pulsations étaient intermittentes
et faibles; son visage était rouge, mais ses
yeux ne l'étaient pas; il parlait continuellement d'un ton plaintif; ne voulait voir que

sa femme et un de ses frères; il désira qu'on
lui détachât l'autre main, en me promettant
qu'il serait tranquille. Il demanda à boire
sans tube: on lui en donna dans une tasse
d'étain. Il but environ un demi-poisson et
ne voulut plus la lâcher, disant que c'était
la coupe de la nouvelle alliance, qu'il ne
boirait plus qu'avec elle. Depuis ce moment
il fut assez tranquille: son pouls s'affaiblissait
de plus en plus.

« Un des assistans, assis devant lui, lui
toucha par hasard les pieds; il lui dit de
continuer, que cela lui faisait un grand plaisir. J'avais envoyé chercher de l'alcali volatil fluor pour essayer les effets de ce remède
si vanté depuis quelque temps. Après qu'on
lui eut frotté l'épigastre et la poitrine avec
l'huile d'olive, on lui donna douze gouttes
d'alcali volatil étendues dans de l'eau: aus
sitôt l'accès devint plus violent et plus continuel; il criait à haute voix de le tenir ou
de l'attacher; il faisait des efforts considérables; la respiration devint fort laborieuse, et
il ne fut plus possible de lui faire des frictions
mercurielles qu'un médecin très-instruit con-
seillait. Sa voix s'affaiblit; il articulait diffi-

cilement et me demandait. Une heure apres,
on vint m'appeler : il me tendait les bras,
et me disait de lui toucher le pouls, qui se
faisait à peine sentir. Je lui demandai où il
avait mal : il porta *sa main à sa gorge* pour
montrer qu'elle était *dans un état de resserrement;* la salivation augmentait, il crachait
continuellement et était dans le tourment le
plus affreux. Les spectateurs me demandaient
continuellement quelque chose pour le tranquilliser : je lui donnai *quarante gouttes de
laudanum liquide dans un demi-poisson d'eau:*
il l'avala avec assez de facilité, l'accès fut
moins fort et eut quelque interruption. Cet
état ne dura qu'une demi-heure, pendant
laquelle il reprit son bon sens, parla à sa
femme et à ses parents qui le tenaient. La
tête et les extrémités avaient perdu leur chaleur; *le pouls ne s'y faisait plus sentir; une
sueur froide sortait de toute l'habitude de son
corps;* les linges qui l'environnaient en étaient
tout mouillés. Il expira à trois heures et demie
après midi, ayant un rire sardonique dont il
a conservé l'empreinte après sa mort.

État du cadavre. Le samedi 4, à huit heu
res, le corps n'exhalait aucune odeur désa-

gréable ; je n'aperçus ni plaie , ni contusion, ni cicatrice ; on observait seulement le long de la colonne vertébrale une tache noire, qui était due au frottement et aux mouvements continuels qui avaient eu lieu pendant la maladie. L'écartement des paupières était semblable à celui d'un homme qui veille ; on remarquait à la sclérotique plusieurs taches assez étendues et noires ; mais je les ai souvent observées sur les yeux de cadavres de personnes mortes à la suite des fièvres malignes et putrides. La bouche était à demi ouverte ; je n'observai rien dans son intérieur que de très-naturel.

«Le crâne étant enlevé, on n'aperçut aucune altération à la dure mère, à l'arachnoïde et à la pie-mère ; *les veines du cerveau paraissaient seulement un peu engorgées ;* la substance cérébrale ne présentait rien de particulier; elle était même un peu consistante : *les ventricules latéraux contenaient seulement une petite quantité de matière lymphatique, comme cela arrive à la suite d'une mort violente ;* le plexus choroïde était engorgé; les autres parties du cerveau n'offraient rien que de naturel.

9

« Le poumon était d'un brun noirâtre ; on remarquait çà et là des taches noires plus ou moins étendues, à-peu-près rondes ; il était adhérent aux parois de la poitrine, au médiastin, et même au diaphragme du côté gauche. Le péricarde contenait environ deux cuillerées de liquide. Le diaphragme n'était pas enflammé, seulement quelques-unes des veines phrénétiques supérieures paraissaient un peu dilatées. Les veines étaient remplies d'un sang qui n'avait rien de particulier ; les artères étaient vides. La trachée-artère, l'œsophage, le larynx et le pharynx ne présentaient rien que de très-naturel. Les glandes sublinguales, sous-maxillaires et parotides, étaient dans un bon état.

« Le premier coup de scalpel qui pénétra dans le bas-ventre fit sortir avec sifflement une assez grande quantité d'air d'une très-mauvaise odeur, qui suspendit, malgré moi et pendant quelques secondes, ma respiration : la partie convexe du foie était dans son état naturel ; la partie concave était noirâtre et semblait avoir des nuances violettes. La vésicule du fiel était à demi pleine. L'estomac était fort rétréci, ses veines étaient engoigées : on ne trouva dans son intérieur aucune parcelle d'aliments, mais seulement une partie du laudanum liquide qu'il avait pris une heure avant sa mort, mêlé avec quelques matières glaireuses. Le pylore parut un peu rétréci, sans aucune altération apparente. Le duodénum avait dans sa première courbure deux taches livides d'environ huit lignes de diamètre, et une dans la seconde courbure ; le reste de cet intestin était enflammé et contenait une matière assez épaisse et noirâtre. Le jéjunum était enflammé dans son commencement, et l'iléon vers sa fin ; mais cette inflammation se terminait à la valvule iléo cœcale : tous les intestins grêles étaient remplis d'air, mais le rectum était entièrement vide.

« La vessie contenait environ un poisson d'urine assez épaisse ; je n'y aperçus rien de particulier. Les muscles du ventre se rompaient avec la plus grande facilité. » (1)

(1) Observation fort intéressante due à M. Martin de la Caze, et insérée, tome 6. pag. 60 et suiv. des *Mémoires de la Société royale de Médecine.*

14e OBSERVATION.

« Le nommé Audibert, serrurier et aubergiste, demeurant sur le chemin des Etroits,
près de Lyon, éprouva, le lundi 6 août 1804,
une *hydrophobie spontanée,* pour laquelle je
lui donnai dès soins, et dont voici l'histoire
fidèle.

« Cet homme, âgé de 27 ans, s'était livré,
depuis sa plus tendre enfance, à toutes sortes
d'excès; il avait essuyé plusieurs maladies
vénériennes dont il avait toujours été im-
parfaitement guéri; ajoutez à cela que les
morts violentes ne sont pas rares dans sa
famille. Peu de jours avant la maladie dont
il est mort, quelques ouvriers de sa profession lui avaient proposé, pour vider une ancienne querelle de corps, de s'enfermer
avec eux dans une chambre et de se battre
à coups de poing. les uns contre les autres,
comme les boxeurs anglais, jusqu'à ce qu'ils
tombassent à terre de fatigue et d'épuisement.
Audibert accepta là partie, et pendant trois
heures que dura ce combat à outrance, il
gourma et fut gourmé : je me suis assuré

qu'il n'avait point été mordu par ses adversaires; mais il présentait, quelques jours
après, sur différentes parties de son corps,
et notamment sur la région épigastrique, des
traces de contusions violentes. Le lendemain
de cette scène, il retourna à la forge et tra-
vailla avec ardeur. Dans un moment où il
était baigné de sueur, il se jette dans la
Saône pour égoutter un bateau, et y demeure
plus d'une heure ayant de l'eau jusqu'aux
genoux. Audibert éprouva du malaise, quelques frissons passagers, et surtout une douleur très-vive au coude gauche. Le samedi
4 août, même état; le dimanche 5 août, la
douleur, par intervalles, est excessive; le
malade cependant reste levé tout le jour, et
sert à table les différentes personnes qui
viennent dans son auberge, et boit même,
sans trop de discrétion, du vin avec ses amis,
interrompant la conversation par des gémissements, des soupirs que lui arrachait la force
de la douleur : il se couche à l'heure ordinaire ; mais le lendemain 6 août, à quatre
heures du matin, il est saisi tout-à-coup
d'une vive frayeur; il réveille sa femme en
lui disant que s'il n'est pas secouru prompte-

ment c'est fait de lui ; *qu'il éprouve un serre-*
ment dans le cou qui l'étouffe et l'empêche
d'avaler. Dès-lors, impossibilité de boire et
horreur pour l'eau lorsqu'on lui en présente;
dans certains moments, il a peur et cherche à
s'enfuir. Il est dans son lit, assis sur son séant,
et fort agité; ses angoisses sont inexprimables,
il craint la mort et annonce qu'il mourra dans
la journée. J'avais beau lui prodiguer les as-
surances de guérison et, pour l'en persuader
davantage, user de tout l'ascendant que pouvait me donner sur lui le triste ministère que
je remplissais alors, rien ne put dissiper cet
affreux pressentiment, et je le trouvai si bien
établi que ce signe seul suffit pour me faire
prévoir la mort du malade. L'inquiétude était
si grande que, dans l'espace de deux heures,
Audibert fit changer huit fois la place de son
lit; il éprouve toutes les demi-heures, et
quelquefois seulement toutes les heures, un
accès de fureur, dans lequel il ne cherche
point à mordre, mais il maltraite sa femme
qu'il aimait beaucoup, et qu'il avait épousée
depuis peu de temps. Il n'épargne pas non
plus les assistants, et les coups tombent sur
tous ceux qui se présentent à lui; mais il

semble que, par *une perversion affreuse de
sa sensibilité, les personnes qu'il a le plus
aimées sont précisément celles qui lui inspi-
rent le plus d'horreur. Chaque accès se termine
par une convulsion générale, d'autant plus
longue et plus forte que le malade approche
davantage du terme de sa vie. Expuition continuelle d'une salive blanche et épaisse que le malade crache de tous côtés et qu'il affecte même
de cracher le plus près possible des personnes
qui l'entourent ; loquacité continuelle; yeux effrayés dans l'intervalle des accès, et étincelants
à leur approche. Le bruit l'affecte douloureu-
sement, et lorsqu'on ouvre ou qu'on ferme une
porte, il applique involontairement la main
contre l'oreille qui correspond à l'endroit d'où
vient le bruit. Le courant d'air qu'on pousse
sur lui, en s'approchant de son lit trop brus-
quement, le fait frissonner.* Il se plaint de
sentir autour de lui une odeur insupportable,
et d'avoir dans la bouche un goût affreux.
*Le pouls et la langue n'offrent aucune altéra-
tion sensible;* la voix est grosse, mais non
pas enrouée; la respiration est précipitée et
inégale. Je ne dois pas oublier de dire que le
malade eut une sueur générale et si abon-

dante , que , dans l'espace de dix heures , il mouilla trente-neuf chemises, sans compter beaucoup d'autres linges , tels que draps et serviettes.

«Tels sont les symptômes que ce malheureux éprouva jusqu'à quatre heures de l'après-midi : il mourut à cinq heures. Dans la dernière heure de sa vie , son état changea un peu , et voici ce que j'observai : *il pouvait boire alors et même demandait à boire; il prenait lui même la tasse qui contenait le liquide et la portait à sa bouche en frissonnant ; il avalait à la régalade , en fermant les yeux , quelques gorgées de boisson , puis repoussait la tasse avec horreur.* Une minute après avoir bu il rendait par les urines , et presque sans décomposition, le liquide qu'il avait pris. Les pupilles étaient très-dilatées; son haleine répandait autour de son lit une odeur acide semblable à celle des enfants qui ont des vers. Le malade n'avait point eu de délire jusqu'à-lors ; mais quoiqu'il répondît encore juste à toutes les questions qu'on lui faisait , il parlait seul ; et, dans ses monologues, il adressait des provocations et des menaces aux champions avec lesquels il s'était battu , comme s'ils eussent été présents. A 5 heures du soir, il éprouva un dernier accès de fureur et de crise ; *il s'élança hors du lit avec impétuosité et mourut debout dans un état de convulsion.*

« J'appris qu'après sa mort il avait rendu par la bouche beaucoup de sang corrompu, et que le cadavre avait conservé longtemps de la chaleur. Je fis aussi des recherches auprès des parents d'Audibert et des compagnons de sa jeunesse et de ses plaisirs, pour savoir s'il avait été *mordu* par quelque animal irrité : ceux qui avaient le plus vécu avec lui et dont le témoignage était le plus précieux, m'assurèrent que ce jeune homme *n'avait jamais rien éprouvé de semblable* (1). »

15ᵉ OBSERVATION.

« Robert Chambourigaud taillait tranquillement sa vigne le trente-troisième jour de ses morsures. Il est alors *effrayé par des discours alarmants*, et sur-le-champ retourne chez lui, se plaint de douleurs *à la gorge,*

(1) Girard, *essai sur le tétanos rabien*, pag. 61, in 8o, Lyon, 1809.

ne peut boire, et s'étrangle le cinquième jour, pour terminer les tourments affreux auxquels il est en proie. » (1)

16e OBSERVATION.

« Le 15 mai 1792, Jacquelin, âgé d'environ douze ans, fut *mordu* à la main et au doigt par un chien enragé. Quarante jours après les morsures, il se portait bien : alors un autre enfant, dans une dispute, l'appela *reste de chien enragé...* A l'instant, Jacquelin resta interdit, stupéfait, ne répliqua rien, se rendit chez lui, et déclara à ses parents que le poignet mordu lui faisait ressentir de grandes douleurs. Bientôt il se plaignit de malaise général, *surtout à la gorge*, répétant souvent qu'il éprouvait les plus vives douleurs et une grande soif; ses yeux étaient hagards; il but d'abord; mais, le lendemain, dès qu'on lui présentait à boire, il détournait la vue avec horreur et précipitation; il priait qu'on chassât tous les *chiens* qui venaient sur lui (*était-ce le virus ou la terreur*

(1) Sauvages, *Dissert. sur la rage.*

qui occasionnait semblables visions?) : ne se trouvant pas obéi assez promptement, il saute de son lit, court après les chiens imaginaires, et va heurter contre un réel qu'il n'aperçut pas, quoiqu'il fût sous ses yeux; ce chien s'étant retiré de côté, le malade continue de courir après ceux qu'il croit voir, et se précipite sous une table, où ses gestes annoncent *qu'il croit les serrer et se battre contre eux.* On le remet sur son lit, on l'y attache; il *devient furieux,* sans cependant essayer à mordre. *Il eut quelquefois des convulsions ;* sa *gorge* paraissait *génée.*

« Quoique d'un caractère doux, il s'emporta contre ses parents (*parce qu'ils l'avaient brutalisé et garotté* sur son lit), et s'élança même une fois sur sa mère ; sa bouche était pleine de salive écumeuse, son regard terrible.

« Il mourut dans de grandes agitations, le 26 juin, trois jours après le développement de la rage. » (1)

(1) Observation de Guillemeau, *ancien Journal de médecine,* t. 39, p. 215.

17e **OBSERVATION.**

« Dans le mois de février 1762, un chien
enragé mordit, aux environs de Besançon,
quatre hommes et une femme. Confiée aux
soins de M. Oudot, cette femme, après quarante jours d'un traitement mercuriel,
jouissait en apparence de la meilleure santé;
elle continua encore *quatre mois* à se bien
porter; au bout de ce temps, une de ses
amies lui témoigna le contentement qu'elle
éprouvait de la trouver tout-à-fait guérie;
*elle lui rappela tous les risques qu'elle avait
courus, et lui apprit* (chose qu'on lui avait
toujours soigneusement cachée) *que ses quatre compagnons d'infortune étaient morts de
la rage, huit ou dix jours après l'accident.*

» Cette femme fut *vivement affectée* des
propos qu'elle entendait; *les craintes* qu'elle
avait éprouvées pendant le traitement, et
qui avaient été calmées, ainsi que les songes
effrayants aux chiens, aux loups et aux
chutes dans l'eau, *se renouvelèrent.* Elle
tomba alors dans une espèce *d'accablement*

qui l'obligea de se mettre au lit ; elle bail-
lait à chaque instant et éprouvait un grand
ennui. Le lendemain , elle se plaignit de *ressentir des douleurs dans le bras qui avait été
mordu*. On lui demande si elle boit , elle ré-
pond d'un ton assez ferme : *non , mais je n'ai
pas soif et il est inutile de me tourmenter à ce
sujet*. Elle refuse de l'essayer ; pourtant, s'y
étant décidée , on approche de sa bouche une
liqueur qui détermine un sentiment d'horreur.

« Le troisième jour, elle s'épouvante de
tout ce qui ressemble à la peau d'un animal,
et prie qu'on ne vienne point auprès d'elle
avec un manchon. Les symptômes augmentent rapidement ; elle fait exactement fermer les rideaux de son lit , parce que le jour
l'incommode singulièrement et la fait cruel-
lement souffrir. Le quatrième jour , il lui
prit *envie de mordre* ceux qui l'entouraient.
Elle ne pouvait plus soutenir l'éclat d'une
très faible lumière qui répandait de la clarté
dans sa chambre, et mourut enfin le cinquième jour de sa maladie (1). »

(1) André, *ouv. cit* , p. 125 : cbs d M. Oudot.

18e OBSERVATION.

« Le 11 octobre 1777, cinq femmes furent mordues par un chien enragé. Traitées par les frictions mercurielles, elles se portaient bien quarante jours après la morsure et avaient quitté l'hôpital de Dijon. Retournée chez elle, la femme Poulet, *après avoir éprouvé un chagrin très-vif et s'être mise en colère,* le 30 novembre, tomba le lendemain dans *l'hydrophobie;* la nuit fut très-agitée, la malade se donnait des coups ; ses yeux étaient égarés, *et elle disait ressentir une douleur au-dessus du sternum.* Les accidents empirèrent pendant le jour, et elle mourut la nuit suivante.

« Les autres femmes furent vivement effrayées de cet accident, mais ont continué de se bien porter. (1) »

Si la vive frayeur de ces femmes avait été jusqu'à la TERREUR, bien certainement elles auraient eu le sort de la femme Poulet.

(1) Andry, *ouv. cité,* p. 210; obs. de Le Roux.

19e OBSERVATION.

« Un enfant de dix à douze ans avait été mordu par un chien enragé ; il prit des re-mèdes, et, six mois après, il jouissait de toute sa santé. A cette époque, il reçut d'un de ses camarades un coup de pied sur la *cicatrice* de sa *morsure*... Sur le-champ, il tomba à la renverse avec les symptômes les plus ef-frayants d'une rage caractérisée. On le trans-porta chez-lui, où il lui prit un second *accès*, pendant lequel il mourut. » (1)

Encore le *virus* qui se réveille, après six mois de léthargie ! Ne faut-il pas avoir une foi à toute épreuve, pour croire de pareilles balivernes ?

20e OBSERVATION.

« Pierre Taussin, âgé de 52 ans, fut mordu le 13 mars 1779 ; transporté le lendemain à

(1) Obs. de M. Beauvais, t. 6, p, 38, des *Mém. de la Soc. roy. de Méd.*

l'hôpital général de la Rochelle, il y fut traité sans accident jusqu'au 11 avril, jour où l'on voulut sonder et dilater sa plaie ; le malade ressentit les douleurs les plus vives ; l'hydrophobie se manifesta, et le 13 il expira (1). »

21e OBSERVATION.

« Claude Abeille, mordu à l'avant-bras par une louve enragée, se croyait à l'abri du sort de ses compagnons d'infortune, tous morts de la rage depuis près de neuf mois ; par hasard il reçoit, d'un morceau de bois qu'il jetait dans la rivière, un coup sur la cicatrice de sa morsure, elle se rouvre à l'instant, devient douloureuse ; *la douleur et le spasme saisissent le bras, et, se fixant bientôt à la gorge,* amènent l'hydrophobie et la mort (2). »

22e OBSERVATION.

« Un vieillard, âgé de soixante ans, vigoureux, d'un tempéramment bilioso-sanguin,

(1) Andry, *ouv. cit.*, p. 201 : obs. de M. Dupuy
(2 Ancien *Journal de méd*, t. IV, p. 269.

avait été mordu par un chien enragé au métacarpe gauche; trois mois après, la plaie était cicatrisée, il se portait bien et rien n'annonçait la rage. Des *menaces* et des *coups qu'il reçoit le rendent extraordinairement craintif; un rien le fait trembler; tout inconnu est pour lui un traître; il l'évite, le fuit et cherche les ténèbres*; après vingt jours de cet état, survient *l'horreur de l'eau* et de la lumière; on l'apporte à l'hôpital, où il meurt au bout de deux jours, après avoir continuellement *montré l'aversion de l'eau, la difficulté d'avaler, un sentiment incroyable de frayeur*, et après avoir éprouvé *une sécrétion de salive liquide mais non écumeuse* (1).»

23ᵉ OBSERVATION.

« M. Ch...., avocat, âgé de trente-deux ans, d'un tempérament *bilieux*, d'un caractère *vif et ardent*, d'une *humeur brusque et colère*, fut *mordu* par son chien, qu'il ne

(1) Morgagni, *de sed. et caus. morb.*, lib. 1, epist. VIII, art. XXVII, p. 113 du t. I, ed. Louvain, 1766.

croyait pas enragé , le 7 septembre 1781 ; il
ne fit aucune attention aux plaies , qui se
guérirent promptement , et ne voulut faire au-
cun remède. Il jouit d'une bonne santé jusqu'au samedi 9 mars 1782. Il passa ce jour en
partie de plaisir à des noces et se fit remar-
quer par sa gaîté. Il pressa avec les dents les
bras d'une demoiselle avec laquelle il dan-
sait ; le soir , six heures avant que sa maladie se déclarât, il avait habité deux fois avec
une autre femme. Sur les dix heures du soir,
il se plaignit d'un peu d'irritation à la *gorge,*
qui ne l'inquiétait nullement. A minuit, *il*
éprouve un peu de difficulté à respirer et à
avaler; les symptômes vont en augmentant
pendant la nuit , et à cinq heures du matin
un chirurgien appelé fait une saignée de
quelques onces. A huit heures, *point de*
fièvre , nulle inflammation dans l'intérieur
de la bouche, ni au gosier. A l'approche d'une
lumière et à la vue d'un verre plein d'eau,
le malade frémit , s'agite, et crie qu'on ôte
ces objets de devant ses yeux ; il boit encore
quoique avec difficulté. Jusqu'à dix heures,
on ne remarque que de légères irritations
nerveuses ; mais *alors les convulsions furent*

portées au plus haut période. Néanmoins,
dans l'intervalle des accès, il boit un peu;
les liquides ne lui font point horreur, mais
*il est menacé de suffocation dès qu'il veut en
avaler;* vers midi, moment de fureur (pédiluve, promptement suivi de mieux). A trois
heures, il but et prit un bain sans horreur; il
eut des *mouvements convulsifs dans l'eau.* Le
soir, les forces diminuant, il parut moins
agité et plus maître de lui. Vers minuit,
sortie par la bouche et par le nez *d'une quantité assez considérable de sang noir,* bientôt
assoupissement léthargique suivi de la mort.
*Rien de fâcheux n'est arrivé aux femmes dont
il a été question, et à beaucoup d'autres personnes avec qui il avait précédemment com-
mis plusieurs imprudences* (1). »

24e OBSERVATION.

« Sigisbert Viriot, mordu par un chien
enragé, subit un long traitement: cinquante
jours après ses morsures, il va à une fête;
en revenant il est tout pénétré par une

(1 *Mém. de la Soc. roy.,* t. VI, p. 234.

grande pluie. A son arrivée chez lui, il demande à boire, mais *la boisson lui fait horreur; il éprouve un resserrement à la gorge et meurt dans les convulsions,* trois jours après l'apparition de l'hydropho bie (1). »

25ᵉ OBSERVATION.

« Elzéard Roche, natif d'Aix, âgé d'en viron quinze ans, fut mordu au pied, le 3 ou 4 novembre 1781, par un chien soup çonné enragé; il bassina les plaies avec du vin chaud; elles se cicatrisèrent promptement; il ne fit point d'autres traitements, et jouit d'une parfaite santé jusqu'au qua rante cinquième ou cinquante-sixième jour. *Alors il ressentit dans sa jambe une douleur qui augmenta de jour en jour, devint plus vive, gagna sa cuisse et le fit boiter.* Le 26 décembre, soupant avec ses parents, il éprouva de l'horreur pour la boisson, et il ne put avaler qu'avec beaucoup de diffi-

(1) Obs. de Valentin, *Journal méd. de Paris*, décembre 1807.

culté. L'hydrophobie fit des progrès : *on se rappela alors la morsure, et la sécurité fit place aux plus vives alarmes.* Le 29 décembre, cinquante-six jours après sa morsure, il était très-agité à la vue de la boisson, dont il n'avalait que quelques gouttes avec les plus grands efforts. La douleur à la cuisse et à la jambe était des plus vives; mais nul gonflement, *nulle marque que les cicatrices doivent se rouvrir. La tête est saine, le pouls petit,* irrégulier; chaleur forte; *constriction au gosier;* air abattu. (Frictions mercurielles, antispasmodiques, vapeurs de vinaigre, etc.)

« Le soir, douleur de la cuisse et de la jambe presque dissipée; *vive constriction au gosier,* que le malade dit embarrassé par des glaires; la nuit, beaucoup d'agitation. Le 30 au matin, *spasmes et suffocation considérable à la seule invitation de boire; convulsions violentes; envies de mordre.* Le malade désire *détacher ce qui lui serre le gosier* (1), et il ne crache qu'avec beaucoup de peine une salive très-épaisse (nouvelle friction) :

(1) Nouvelle preuve de la *dépression* que j'ai déjà signalée.

une heure après, calme; *le malade s'excuse de ses écarts, qu'il dit avoir été involontaires;* il avale les liquides avec moins de peine. Vers onze heures, l'embarras du gosier a disparu, l'horreur de l'eau est bien diminuée. A midi, *nouvelles convulsions;* mort, vers une heure (1). »

26ᵉ OBSERVATION.

« Un homme âgé d'environ quarante ans, robuste et d'un tempérament *bilieux*, avait été mordu, trois mois et demi avant, par un petit chien, au bout du pouce de la main droite. On n'apercevait alors à l'endroit mordu qu'une petite ecchymose, d'un rouge livide, sous l'ongle. Le 1ᵉʳ avril, le malade refuse de manger de la soupe qu'on lui présentait, et de boire. *Il n'y fit pas grande attention, et le lendemain il alla en ville pour un procès;* mais, de retour chez lui, il ne put approcher des liquides de sa bouche sans

(1) *Mém. de la Soc. roy. de Méd.* t. VI; p. 32 : observations de M. Rouec.

une horreur complète. *Ses parents se rappelèrent la morsure faite quelques mois auparavant, que le malade n'avait crue d'aucune
importance ;* ils ne doutèrent plus de son état,
et l'amenèrent le 3 avril à l'hôpital. A son
arrivée, il ne put assez exprimer *combien il
avait souffert en chemin des impressions de
l'air.* Il pria instamment qu'on fermât exactement la chambre, pour que l'air extérieur
ne pût y entrer : *la moindre ventilation lui
causait des agitations et des angoisses terribles; le pouls était à peine sensible. Il avait
sa raison ; mais l'esprit et le corps étaient
dans une agitation singulière :* on lui présenta un vase rempli d'eau, il le saisit, le porta
en tremblant à sa bouche et en prit avec effroi quelques gouttes; mais bientôt *il le repoussa avec des gestes qui exprimaient le désespoir dont il était saisi* (saignée copieuse
du bras, bol composé, frictions mercurielles
sur le bras droit). A cinq heures et demie du
soir, meilleur état, plus de tranquillité, pouls
régulier; le malade peut boire sans beaucoup
de souffrance ; la poitrine est moins serrée ;
l'air renouvelé n'est plus aussi insupportable :
tout fut assez bien jusqu'à sept heures du

soir, époque à laquelle l'homme qui le gardait sortit un instant. Alors et tout-à-coup *les angoisses, les frayeurs les plus terribles s'emparèrent de son esprit, il criait qu'il lui était imposible de rester seul.* Les symptômes furent toujours en augmentant jusqu'à dix heures du soir, qu'il mourut *sans jamais avoir perdu la raison.* (1). »

27ᵉ OBSERVATION.

« Fraize Ménager fut mordu pendant l'hiver par son chien *qu'il nè croyait pas enragé;* quoique ce chien eût disparu, il était dans la plus parfaite tranquilité, *persuadé qu'un chien enragé ne mord jamais son maître.* (Des personnes charitables, comme'on en trouve trop malheureusement, se seront sans doute empressées *de désabuser* ce pauvre homme, *de détruire ses illusions salutaires :* alors, à sa *sécurité* auront succédé les plus vives alarmes, la *peur,* la *frayeur,* puis la *terreur.*) Quoiqu'il en soit, pendant huit mois, nul soupçon de la rage. Vers la mi-août, un coup sur le thorax détermine un crachement de sang, de

(1) Obser. de M. Rislez, dans l'ouv. cit. d'Andry, p. 192.

la fièvre, une douleur sourde dans la poitrine.
M. Brun donne des béchiques et fait une saignée : les symptômes disparurent ; mais, le
30 août, un principe de *suffocation* et la difficulté de la *déglutition* déterminent le chirurgien à faire une nouvelle saignée et à or-
donner les mercuriaux, croyant reconnaître
la rage, quoique *le malade affirme n'avoir
point été mordu, et que ses parents le disent
aussi*..... Le lendemain, les symptômes les
plus terribles se manifestent, des accès de fureur, des *convulsions affreuses*, *l'hydrophobie*, etc. Alors, *ses parents se rappelèrent la
morsure faite huit mois auparavant* (probablement aussi, eurent ils grand soin de la rappeler au pauvre patient). La nuit suivante parut assez tranquille ; on laissa le malade seul
quelques instants ; il s'échappa et avoua à ceux
qui le ramenèrent qu'il allait se pendre. Les
syncopes survinrent et se succédèrent mu
tuellement. Le malade mourut, le 2 septembre (1). »

De ces cinq dernières observations, certain
auteur, trop connu pour qu'il soit nécessaire

(1) Observ. de M. Achard, t. 6, p. 45 des *Mém. de
la Soc. de méd.*

de le nommer, conclut que la *terreur n'est point la cause « ordinaire de la rage..... »* Mais, savez-vous comment il le prouve? En affirmant que des personnes qu'il n'a jamais connues, avec lesquelles il n'a jamais eu le plus minime rapport, qu'il n'a même jamais vues, « *n'ont point été frappées de terreur, puisque, dit-il, elles ignoraient les dangers d'une blessure à laquelle elles ne songeaient SANS DOUTE plus depuis longtemps.... »*

Sans être curieux, je ne serais vraiment pas fâché d'apprendre comment ce M. a pu se convaincre que ces personnes *ignoraient les dangers d'une blessure tellement connue de tous*, qu'elle porte l'épouvante et la terreur dans les âmes les plus solidement trempées? comment, en outre, il a pu savoir que ces personnes *ne songeaient sans doute plus à leurs blessures*, au bout de quelques mois seulement?....

Allons, M., avouez-nous bien vite, dans l'intérêt de l'humanité tout entière, que vous avez *affirmé* sans être matériellement sûr (1).

_____

(1) Dans le cas où ce médecin balancerait à faire la

Nous autres gens de l'art, positivistes s'il en
fut oncques, matérialistes même, nous de-
vons toujours, dans le doute, nous abstenir
d'affirmer. A l'avenir gardez-vous surtout de
croire qu'un homme *n'a pas peur*, parce qu'il
le dit, ou qu'il affiche du courage. Mais, le

confession de ses erreurs, le petit extrait suivant en tien-
drait lieu. C'est ce monsieur réfuté par lui-même.

« Qu'on ne s'attende donc point, dit il, p. 7. de *la*
préface de son ouvrage, à trouver *dans ce mémoire,*
ni dans tous ceux qui ont été envoyés au cercle médical, *des faits capables de résoudre complètement les*
questions proposées, ni *un traitement spécifique de la*
rage. J'avais moi-même, dans le résumé de ma dissertation, annoncé tout ce qui lui manquait, en finissant
par dire : *Je suis loin de regarder ce sujet comme*
éclairci ; ce n'est que par un nombre considérable d'ex-
périences COURAGEUSES qu'on peut arriver à ce ré-
sultat satisfaisant. Je ne me suis point trouvé dans des
circonstances favorables pour les faire, et d'ailleurs je
n'aurais pas eu le temps nécessaire pour les achever,
et pour présenter des conclusions certaines à la société
savante qui encourage ces recherches : puisse un autre
avoir été plus heureux ! je n'en aurai point d'envie. »
C'était là le vœu d'un homme de bien... Si j'ai principalement attaqué le travail de cet écrivain, c'est que
son œuvre est une production hors ligne, qui jouit d'une
estime justement méritée, à certaines affirmations près.

conscrit, qui voit le feu pour la première fois, soutient souvent, malgré les preuves les plus matérielles, *qu'il n'a pas la moindre peur!!..* Oh! c'est que *la peur*, voyez-vous, est une de ces choses qui blesse au vif l'humain amour-propre, une de ces choses dont tout le monde rougit, dont personne ne veut convenir. Est-ce que, par hasard, vous auriez encore la bonhomie de ne pas douter de la bravoure du fanfaron?

Ce médecin demande aussi, « *comment des enfants à la mamelle; comment des animaux, mordus par des chiens enragés, contracte-raient-ils* PRESQUE TOUJOURS *la rage, lorsque les uns et les autres ne peuvent ni prévenir, ni redouter, ni imaginer les suites d'une telle morsure?...* » M'occupant exclusivement de la *rage humaine*, il n'entre pas dans mon plan de répondre à la seconde partie de cette interrogation. Toutefois, j'observerai, avant de passer outre, que nos animaux domestiques, tels que le chien et le chat, étant les plus intelligents de l'espèce zootique parfaitement connue de nous, sont aussi *les plus susceptibles de terreur*, et partant les plus sujets à la rage. Encore, sur 100 de ces pauvres bêtes que l'on tue comme *enragées*, y en a-t il 99 qui ne le sont pas. Après la tuerie, demandez aux massacreurs comment ils savaient que *l'animal était en-ragé :* « On nous l'a dit, vous répondront ils ; puis on criait *au chien fou*, et nous nous sommes mis à courir avec les autres. Mais, à vrai dire, ce chien avait bien mauvaise mine...» Comme si tout ce qui est effrayé, épouvanté, n'était pas hideux à voir, fût ce la plus belle femme de la création.

Je demanderai, à mon tour, si ce n'est pas plutôt la différence d'intelligence ou d'ins tinct que la différence d'alimentation, qui rend cette maladie beaucoup plus fréquente chez les animaux, qui vivent avec nous, que chez les herbivores. Car, si la rage était réel-lement le résultat d'un virus, ceux ci de-viendraient aussi bien *enragés* que ceux là, puisque les uns et les autres, convenablement mordus par une vipère, ressentent tous, sans en excepter un sur mille, les effets du venin de la vipère.... Au reste, tout cela n'est que *pures conjectures*, et je n'y attache moi même qu'un importance relative. Je confesse mon incompétence à cet égard.

Quant aux enfants à la mamelle, devenus *enragés* (ce que je nie, ce que je ne croirai jamais à moins de bonnes, fortes et solides preuves), l'écrivain, que je combats ici, aurait bien dû nous citer à cet égard une demi-douzaine *d'observations bien authentiques, bien détaillées, d'auteurs connus et dignes de foi, qui auraient vu la maladie, de leurs propres yeux vu, ce qui s'appelle vu,* comme disait notre grand Comique du grand siècle.

Il n'eut pas été superflu de nous dire l'âge de ces enfants. Avaient-ils 24 heures, un an, ou plus? Dans ces deux derniers cas, la frayeur seule ne peut-elle pas tarir en peu de temps les sources de la vie chez ces faibles créatures, ou les rendre *épileptiques*, ou leur donner des *convulsions*, un *asthme aigu* (1), qui les feront périr promptement, et qu'un médecin même instruit pourra bien prendre pour la

---

(1) Il existe, en effet, une ressemblance des plus frappantes entre les *accès* de l'asthme aigu ou pneumo-laryngalgie et ceux de la rage. Ce qui prouve encore que ces deux affections sont de véritables névroses, et que le *siége* de l'une et de l'autre se trouve à peu-près dans les mêmes organes.

rage, surtout quand on l'aura informé des circonstances commémoratives? Dans un sujet aussi grave que celui qui nous occupe ici, il est temps enfin de faire justice des vieilles erreurs, et de ne plus se laisser berner par des histoires de nourrice ou de grand'mère.

Le même auteur ajoute que « *si la terreur était la seule cause du développement de la rage, cette maladie devrait paraître immédiament après la morsure ; car jamais la terreur n'est plus grande qu'à cette époque...* » Ce qui n'est pas vrai, puisqu'au moment de l'accident, la personne mordue pouvait ignorer l'état de l'animal. Et puis, il faut toujours un temps plus ou moins long, suivant les individus dont les organisations sont nuancées de mille et mille façons, pour que la TERREUR arrive à son apogée, seul instant où la rage commence à se manifester. De là ces espèces d'incubations si diverses, si bizarres, dont la durée varie de quelques jours à plusieurs mois, et même des années. En serait il de même, si le virus lyssique n'était pas une chimère? L'incubation des maladies réellement virulentes, de la vérole par exemple, est-elle jamais aussi prolongée? Sa durée la plus longue dépasse-t-elle jamais huit ou quinze jours, chez tous les sujets sans exception, hommes ou femmes, vieillards ou enfants?

28e OBSERVATION.

« En 1783, le dimanche de la Trinité , deux jeunes filles de 13 à 14 ans, accompagnées d'un petit garçon de leur âge , se rendaient de Chaâlis à la fête d'Ermenonville. Non loin de Chaâlis, la plus jeune fut *mordue* à la partie postérieure et inférieure du mollet droit par un petit chien, qui se précipita sur elle à l'improviste. La peau ne fut point entamée , mais le bas assez largement déchiré. L'autre jeune fille demanda une aiguille et du fil dans une maison voisine, afin de raccommoder le bas de son amie. L'ouvrage terminé , *elle coupa le fil avec ses dents*, pour avoir plus vite fait, et arriver plutôt à une fête où, depuis longtemps, on se promettait de s'en donner à-cœur-joie..

« A son retour, l'obligeante jeune fille raconta à sa mère ce qui s'était passé : « *mal-heureuse*, s'écria celle-ci effrayée, *qu'as-tu fait, le chien était peut-être enragé!!!* »

« A dater de ce moment, la jeune fille, qui ne songeait à rien, est *frappée de* TERREUR. Triste et rêveuse, pendant plusieurs jours, elle perdit bientôt l'appétit et le sommeil. Enfin, six semaines après, elle *mourut*, en moins de 24 heures, avec tous les symptômes de la *rage*... »

Ce fait m'a été raconté par le père Carton, qui connaissait plus d'une histoire de ce genre. (C'est lui qui, en 1783, était le compagnon de voyage de ces deux jeunes filles). Jugez de ce qui serait arrivé à cet homme, s'il n'eût pas pris les précautions, dont j'ai parlé, dans l'observation de la baronne Ivendoff. *Sans nul doute il serait devenu enragé* Car, malgré ces précautions, si rassurantes, si salutaires, *il éprouva*, 6 mois durant, *tous les prodromes de la rage..*

29me OBSERVATION.

« Il y a une cinquantaine d'années, un chien *présumé enragé mordit*, aux environs de Senlis, plusieurs personnes de cette ville, et un *postillon* de la Chapelle-en-Serval (Oise).

11

Elles moururent toutes à des époques différentes, à l'exception du postillon, qui ne se
fit pas *cautériser*, et continua pendant un an
de n'avoir pas plus qu'auparavant la moin
dre horreur des liquides... Au bout de ce
temps, le postillon se trouvant un jour dans
certain cabaret avec de joyeux compagnons,
on devisa longuement, pots sur table : puis,
la conversation finit par tomber sur la *rage*,
on reparla nécessairement de l'accident qui
avait eu lieu l'année précédente, et tous de
se récrier que le postillon l'*avait échappée
belle!* Afin de mieux prouver cette assertion,
on raconta, à tour de rôle, des *histoires de
rage*, toutes plus effrayantes les unes que les
autres. Le dernier conteur renchérissait toujours sur son prédécesseur. Bacchus aidant,
on narra avec un pittoresque tel, que le
postillon, qui avait chancelé plus d'une fois
avant cette conversation, recouvra, comme
par miracle, sa raison entière, et prêta à tout
ce qui se dit une attention dont on ne le
croyait guère capable.

« Ce pauvre homme rentra chez lui *épouvanté*. Pendant huit jours, il fut triste, morose, abattu, cherchant la solitude, et refu-

șant de voir ceux dont il faisait sa société habituelle: Enfin, un mois après, *il fut atteint de la rage* la plus violente, et *mourut dans la même journée* (1). »

Virus singulièrement apathique, virus incomparable, comme on n'en voit pas, comme on n'en a jamais vu, qui s'insurge, après un an de sieste, de *far niente*, et *altère les fluides* de ce pauvre postillon, au point de le tuer en quelques heures !..

Rapprochez cette observation de la troisième, de la dix-septième, et vous verrez si c'est la *terreur* ou le *virus* qui ont amené ces tristes résultats...

30mo OBSERVATION.

«Vaughan, célèbre médecin anglais, a vu plus de 20 *personnes, mordues par le même chien enragé, échapper toutes* aux suites de leurs morsures, excepté celle qui avait essuyé les premières atteintes de cet animal (*et fut,*

(1) Je tiens ce fait de personnes dignes de foi, qui l'ont appris, dans le temps, de feu M. Genest, ancien médecin de notre localité.

pour cette raison, la plus frappée de TER-
REUR). La plupart cependant *ne firent aucun remède :* les autres *n'en firent que d'insignifiants.*» (1)

31me OBSERVATION.

« De 22 habitants de Meynes, mordus par le
même animal, 17 *furent exempts de la maladie* (2). » (Les *cinq qui la contractèrent furent,
sans nul doute, les plus terrifiés.*)

32me OBSERVATION.

« De 14 *personnes mordues par une louve
enragée,* aux environs de Metz, deux meurent
de la gravité de leurs blessures ; deux autres,
après la guérison des plaies, sans offrir des
signes évidents de rage ; *Claude Bodson seul
périt le* 52e *jour après l'accident,* avec tous les
symptômes de cette affection (*très-certainement, parcequ'il fut le plus terrifié*)... *Tous
les autres n'éprouvèrent aucun accident,* quoi-

(1) Andry, *Recherches sur la Rage,* p. 189.
(2) Sauvages, *Dissert.* p. 6.

qu'ils fussent grièvement blessés ; et surtout *Claude Leroy*, qui, *ayant combattu avec la louve, pendant plus d'une heure, avait été mordu au coude, au mollet, à la main, à la joue, dont une partie fut enlevée, et à la mâchoire*, dont les chairs furent déchirées. » (1).

Partisans du *virus*, expliquez-nous donc comment il a pu se faire qu'il *n'en soit pas resté un atome* dans l'une des nombreuses plaies de Claude Leroy ?.. En supposant que cet homme ait été *cautérisé*, il n'a pu l'être qu'au bout d'une heure et demie ou deux heures. N'était-ce pas trois fois plus de temps qu'il n'en fallait *pour que le virus fût absorbé et passât dans le sang*, si réellement virus il y avait ?....

, Maintenant, je le demande à tout homme capable de secouer la crasse des préjugés, y a-t-il, dans ces observations, *un seul cas de Rage* qui ne soit pas le résultat de la *Ter-*

(1) Andry, *Hist. du traitement fait à Senlis*, p. 14 obs. de Ravelly

reur? En effet, tous les individus atteints de cette maladie, et qui y ont succombé, n'é-taient-ils pas des adultes *nerveux, bilieux, mé-lancoliques*, ou *des enfants de neuf à quinze ans?* Or, les uns et les autres ne sont-ils pas les plus *timides*, les plus *craintifs*, les plus *peureux*, les plus *crédules* de l'humaine es-pèce, les plus *impressionnables*, les plus *amoureux* d'histoires merveilleuses ou terri-bles, les plus *avides* d'émotions fortes, les plus *susceptibles de s'imprégner de toutes sortes de préjugés?* Parmi tous ces morts, *il n'y a pas un seul lymphatique*, pas un *seul obèse!!..* D'où proviennent donc des résul-tats si étrangers, si phénoménaux, si ce n'est *de la différence d'organisation*, de *l'influence moindre du* MORAL *sur le* PHYSIQUE? Les *virus* prouvés connaissent-ils des êtres privi-légiés, ou bien veulent-ils, quinteux qu'ils sont, des *sujets à leur guise, à leur conve-nance*, PRÉDISPOSÉS, PRÉDESTINÉS, comme on le répète banalement, depuis je ne sais combien de siècles?....

Que les médecins courageux et amis de leurs semblables, que les étudiants en médecine sur-tout, qui n'ont jamais reculé devant aucune

espèce de dévouement, imitent mon exemple.
Que mon *expérience* soit répétée, renouvelée
par le Globe entier, mon *TRAITEMENT*
employé de préférence à tout autre, puisqu'il
compte déjà un succès réel, afin que nous
puissions proclamer au plus vite, 1° *Que le
virus de la Rage est une chimère;* 2° *Que nous
connaissons parfaitement aujourd'hui et la
nature et le siége de cette affection;* 3° *Que
nous* LA GUÉRISSONS SUREMENT, CONS-
TAMMENT..... Alors, *nous anéantirons la
Terreur.* La Terreur anéantie, *la Rage se re-
produira bien moins souvent;* peut-être même
finira-t-elle par disparaître pour jamais : *sub-
blatâ causâ, tollitur effectus.*

AVERTISSEMENT.

———

Dans l'intérêt de la *santé générale*, je ne puis rien faire de mieux que de joindre à mon opuscule le MÉMOIRE du savant BOSQUIL-LON. Cet ouvrage, qui date de trente-cinq ans à peine, est malheureusement tombé dans l'oubli. J'engage sincèrement les personnes désireuses de s'instruire et de se rassurer, sachant douter à propos, et ne prenant pas pour *mot d'évangile* toutes les *sottises* qui se disent ou s'impriment, à le *lire* et le *relire* attentivement, à le *méditer* longuement.... Puissent-elles se bien pénétrer des *grandes* et *salutaires* VÉRITÉS renfermées dans ce petit nombre de pages!!!

MÉMOIRE

DE

BOSQUILLON

SUR

LES CAUSES DE L'HYDROPHOBIE, VULGAIRE-
MENT CONNUE SOUS LE NOM DE RAGE,
ET SUR LES MOYENS D'ANÉANTIR CETTE
MALADIE.

Mémoire

SUR LES CAUSES

DE

L'HYDROPHOBIE.

※

Le degré de force, de santé et de courage dont nous jouissons, à mesure que nous avançons en âge, dépend de notre première éducation; les préjugés qu'on nous a inspirés dans l'enfance sont la source des plus grands maux: ainsi les personnes élevées par des gens mous, superstitieux et fortement attachés à la vie, échappent difficilemeut aux maladies dont on leur a fait un tableau effrayant; les moindres circonstances suffisent pour exalter leur imagination à un degré extraordinaire et les faire périr. La peste et les maladies

convulsives surtout nous offrent tous les jours
des exemples de ce genre : tout homme craintif et pusillanime court les plus grands risques de périr victime de ces fléaux, lorsqu'il
en est le témoin, ou même lorsqu'il en entend
parler : il n'y a pas enfin *d'effet funeste* que
la *terreur seule* ne puisse produire. Sa puissance égale celle que Virgile attribue aux
harpies :

Tristius haud illis monstrum, nec sævior ulla
Pestis et ira deum stygiis sese extulit undis.

ÆNEID, l. IV.

« Jamais les dieux irrités n'ont envoyé des ondes du
« Styx de monstre plus horrible, ni de peste plus
« cruelle. »

Une longue expérience m'a convaincu
qu'on ne pouvait attribuer qu'à la même
cause, c'est-à-dire à la *terreur*, l'hydrophobie ou l'horreur de l'eau, qui succède à la
morsure d'un animal réputé enragé. Il suffit,
pour s'en convaincre, de faire attention à la
nature des symptômes de la maladie, à la manière dont ils se manifestent, et aux moyens
les plus propres pour les prévenir. *Quan-*

tité de personnes, à la vue seule d'un *chien
furieux et inconnu, tombent en faiblesse, per-
dent la raison, éprouvent des mouvements
convulsifs et autres effets* qu'on ne peut attribuer qu'*aux idées* qu'on leur a *suggérées
dans l'enfance, sur les suites de l'hydrophobie. Ces idées s'offrent à l'instant à leur imagination, et elles se croient perdues sans ressource, surtout si l'animal les approche, les
touche et les mouille de l'écume qui sort de sa
gueule.*

On anéantira sûrement cette maladie, en
prouvant l'absurdité de tout ce qu'on a dé-
bité à son sujet; c'est ainsi que des hommes,
célèbres dans l'art de guérir, ont anéanti les
sorciers, les loups-garous, les revenants, et
quantité d'autres genres de folie autrefois
fort communs. Ils sont parvenus, par la force
seule de la persuasion, à déraciner des préjugés funestes, que tous les moyens tentés par
différents gouvernements, l'appareil surtout
des supplices les plus cruels, n'avaient fait
qu'accréditer, en sanctionnant ainsi en quelque sorte les idées populaires.

Toutes les tentatives qu'on a faites jusqu'ici pour arrêter les progrès de l'hydro-

phobie, l'ont, par la même raison, rendue
plus commune. Les *écrits* surtout qu'on a ré-
pandus avec profusion à son sujet *ont fait le
plus grand mal.* Ils ont *augmenté la terreur*
et causé la mort de quantité d'individus, *en
admettant comme démontré qu'il existait
réellement un virus capable de communiquer
la maladie.* Peut-on douter qu'on produira
un effet contraire, en suivant une marche op-
posée, puisque l'on convient généralement
qu'il n'y a pas de *plus sûr préservatif, pour
ceux même qui ont été mordus par un animal
enragé, que de ranimer leur courage et de
les distraire,* en dirigeant *leur imagination
sur d'autres objets?*

Si nous remontons à la plus haute antiquité, nous verrons que les chiens ont, de
tout temps, été sujets à une espèce de fré-
nésie qui peut se communiquer à tous les animaux, excepté à l'homme (1). L'opinion contraire s'est répandue on ne sait comment,
dans le peuple, peu avant Asclépiade (2) qui
exerça la médecine à Rome avec célébrité, du

(1) Aristote, *hist. anim.* l. VIII, cap. 22.
(2) Plutarq., l. VIII, *sympos. pr obl.* c. 9.

temps du grand Pompée. Nicandre, poète
célèbre, qui fleurit un siècle avant ce héros,
ne parle pas de l'hydrophobie dans son poème
sur la morsure des animaux vénéneux, d'où
il est naturel de conclure qu'elle était inconnue de son temps; car aucune maladie ne
prêtait plus à la poésie par ses symptômes
étonnants. Le nom même en est indiqué
comme nouveau par Dioscoride. Cœlius Au-
rélianus, Pline, Ovide (1), une foule d'auteurs
enfin attestent que les anciens n'avaient proposé aucun remède pour la combattre. Est-il
possible de concevoir qu'une maladie aussi
terrible, qu'on a tenté, depuis Asclépiade, de
guérir par tant de moyens divers, eût été
abandonnée totalement à la nature, si elle
eût été connue plutôt? C'est en vain qu'on
annonce à tout homme souffrant que les
maux qu'il éprouve sont incurables : jamais
il ne perd totalement l'espoir; et tant qu'il
lui reste un souffle de vie, un sentiment
inné le contraint, en quelque sorte, de ten-

(1) *Solvere nodosam nescit medicina podagram,*
Nec formidatis ulla medetur aquis.

OVID. de Pont. Let. VIII, v. 23.

ter tous les moyens de se soulager. Ceux même qui l'environnent en proposent de toute espèce, quoique n'ayant aucune teinture de l'art de guérir; plus leurs connaissances sont bornées, plus ils ont d'espoir.

On ne peut douter, d'après ces preuves, qu'il n'a été question de l'hydrophobie, prise dans le sens que nous venons de désigner, que peu de temps avant l'ère chrétienne. Il nous reste donc à examiner le degré de confiance que méritent ceux qui en ont parlé les premiers. Dioscoride (1) m'a paru être le plus

(1) Il nous reste de ce Dioscoride deux traités, l'un sur les poissons, l'autre sur la morsure des animaux vénéneux, qui se trouvent à la suite des cinq livres sur l'histoire et les vertus des médicaments, donnés par Dioscoride d'Anazarbe, ville de Cilicie, nommée ensuite Diocésarée, aujourd'hui Ascari. On ne peut douter que ces deux auteurs sont différents. Le premier cite : 1° Soranus d'Éphèse qui vivait sous l'empire de Trajan et d'Adrien, au commencement du deuxième siècle; 2° Thémison, qui, si l'on s'en rapporte à ce que dit Juvénal, a pratiqué la médecine sous Domitien; 3° Eudemus, qui fut confident de l'horrible complot de l'artificieux Séjan, qui fit empoisonner Drusus. Ce Dioscoride confond, C. VI, des plantes que l'autre Dioscoride a séparees.

L'auteur du Traité des médicaments a fleuri sous Né-

ancien de ceux qui sont parvenus jusqu'à nous; il a même été servilement copié p r ceux qui ont écrit depuis sur cet objet : ce qui me détermine à donner d'abord ici la traduction de son traité (1). J'y joindrai ensuite les observations les plus propres à mettre ceux qui m'écoutent en état de juger par eux-mêmes la question.

ron; il annonce dans sa préface que le cinquième livre est le dernier de tout son ouvrage. Il ne paraît pas qu'il en ait donné d'autre ensuite, car Galien, dans sa préface du livre VI, de *medic. simplic.*, ne reconnaît que cinq livres de Dioscoride d'Anazarbe.

(1) Ce mémoire, avant d'être présenté à la Société Médicale d'Emulation, a été lu le 30 brumaire an 10 au Collége de France, où, en qualité de professeur de langue grecque, je me fais un devoir de rendre compte de mes recherches sur les auteurs grecs : ce qui m'a obligé de donner la traduction de ce que Dioscoride a écrit sur la maladie dont il s'agit.

TRADUCTION DE DIOSCORIDE.

CHAPITRE PREMIER.

DES SIGNES DU CHIEN ENRAGÉ ET DES SYMPTÔMES QU'ÉPROUVENT CEUX QUI EN ONT ÉTÉ MORDUS.

« Nous commencerons d'abord (1) par parler de ceux qui ont été mordus par un chien enragé, parce que cet animal est non seulement très-multiplié, et vit familièrement avec l'homme, mais parce qu'il est en outre très-sujet à la rage et qu'il est très-difficile de s'en garantir. La mort est inévitable à la suite de sa morsure, si l'on n'a recours à temps à plusieurs remèdes efficaces.

(1) C'est ainsi que l'auteur commence son Traité sur la morsure des animaux vénéneux.

Le chien devient en général enragé pendant les grandes chaleurs, quelquefois même dans les froids extrêmes. Dès qu'il est attaqué de la rage, il refuse généralement les aliments et la boisson ; il sort de sa gueule et de ses narines une grande quantité de pituite écumeuse ; ses yeux sont hagards, et il paraît plus triste que de coutume ; il se jette avec impétuosité, et sans aboyer, sur tous les animaux et sur tous les-hommes sans distinction ; il mord ceux avec qui il a coutume de vivre, de même que les inconnus. Il n'en résulte d'abord d'autre effet fâcheux que la douleur qu'on ressent dans la plaie ; mais cette plaie engendre ensuite une maladie désignée sous le nom d'*Hydrophobie*. Ses signes précurseurs sont des convulsions et une rougeur de tout le corps, particulièrement du visage, accompagnée de sueurs partielles, bornées aux parties supérieures, et d'un accablement extrême d'esprit. Quelques-uns fuient la lumière, d'autres éprouvent des douleurs aiguës et continuelles. On en voit aboyer comme des chiens, mordre ceux qu'ils rencontrent, et leur communiquer ainsi la maladie.

Nous n'avons vu réchapper aucun de ceux chez lesquels elle s'est manifestée. On cite cependant un exemple ou deux de guérison. On en trouve un dans Eudemus. Quelques auteurs même racontent que Thémison ayant été mordu par un chien enragé, gagna la maladie, et guérit. D'autres prétendent que ce médecin ayant donné des soins assidus à un de ses amis attaqué d'hydrophobie, fut tellement affecté de sa situation, qu'il éprouva la même maladie, et qu'il n'échappa à la mort qu'après avoir beaucoup souffert.

Ce genre de maladie est des plus terribles; néanmoins nous avons guéri un grand nombre de personnes qui avaient été mordues par des chiens enragés, lorsque les symptômes d'hydrophobie ne s'étaient pas encore manifestés, et nous savons que plusieurs médecins ont eu le même avantage. »

CHAPITRE II.

REMÈDES CONTRE LA MORSURE DU CHIEN ENRAGÉ.

« Aucun remède n'est plus efficace , étant administré immédiatement après la morsure, que deux parties de cendres d'écrevisses , mêlées avec une partie de cendre de gentiane. On peut recourir avec confiance à ce médicament: rien n'empêche néanmoins d'en tenter d'antres pour se mettre à l'abri d'un danger qui passe pour être inévitable. Il vaut mieux recourir , peut-être sans nécessité, à des moyens douloureux et cruels, que de s'exposer à périr par négligence.

Les grandes plaies sont moins redoutables à la suite de la morsure d'un animal attaqué de la rage , que celles qui sont petites et semblables à des égratignures ; car il est pos-

sible que le sang , en sortant avec impétuosité et abondamment par les grandes plaies.,
entraîne avec lui *une partie* du virus : ce
qu'on ne peut espérer dans les plaies légères.
Il faut même , quand la plaie est large , enlever sur-le-champ les chairs qui en sont dé-
tachées, en rafraîchir les bords avec le bis-
touri , et y faire ; en même temps de chaque
côté , dans tout le pourtour , des incisions
profondes ; plus on fera couler de sang ,
plus on mettra d'obstacle à l'introduction du
virus.

Une ventouse , appliquée avec une grande
flamme , peut aussi être fort utile pour
émousser l'activité du venin. Mais de tous
les moyens recommandés contre la morsure
des animaux vénéneux, il n'y en a pas de
plus puissant que le feu ; il surpasse non-
seulement tous les autres remèdes en efficacité , il dompte en outre le venin , il l'empêche de pénétrer plus loin , et l'état des
parties qui ont éprouvé son action favorise
singulièrement le traitement qui doit suivre,
parce que l'ulcère qui succède est long à se
cicatriser. Il faut, pour cette raison , bien
prendre garde, quand l'eschare est tombée,

que la plaie ne se resserre trop tôt; ne rien négliger pour l'entretenir un temps convenable, quarante jours au moins, dans un état d'inflammation et de suppuration... (1).

. . . .

. . . .

RÉGIME QUE DOIVENT OBSERVER CEUX QUI ONT ÉTÉ MORDUS PAR UN CHIEN ENRAGÉ.

. . . .

Le vin pur, le vin doux, le lait, administrés avec prudence, résistent fortement au venin. Il est également avantageux de manger de l'ail, des poireaux et des oignons. On ne doit pas mépriser la thériaque, le mithridate, ni tous les autres médicaments composés, dans lesquels entrent des substances aromatiques. . . . .

. . . .

L'horreur de l'eau ne se manifeste pas dans

---

(1) Je n'ai traduit que ce qui m'a paru le plus important, ou le moins absurde, dans la méthode curative; j'ai indiqué par des points les endroits que j'ai cru devoir supprimer.

un temps fixe et déterminé, après la morsure. Elle survient rarement avant le qua-
rantième jour. Quelques malades cependant,
qui n'avaient fait aucun remède, n'en ont
été attaqués qu'au bout de six mois et même
un an, comme j'en ai vu des exemples;
d'autres même, à ce qu'on raconte, ne sont
devenus hydrophobes qu'au bout de sept ans.

Les remèdes que nous avons indiqués, les
scarifications et le feu surtout, ne conviennent
que les premiers jours qui suivent la morsure.
On tente en vain, quand on a trop tardé, de
rappeler le virus au-dehors. On ne peut
alors tirer aucun avantage de tourmenter le
malade par des moyens douloureux; il faut
en conséquence adopter une autre méthode
curative : recourir aux purgatifs les plus ac-
tifs, vivre d'aliments âcres, exciter les sueurs
avant et après les repas, appliquer alterna-
tivement, sur tout le corps, des sinapismes,
des emplâtres composés de poix et de cire,
et différents dépilatoires. »

RÉFLEXIONS SUR LE TEXTE DE DIOSCORIDE.

Quoique tout ce que nous venons de rapporter, d'après Dioscoride, ait été généralement adopté depuis plus de dix-huit siècles, l'examen attentif des symptômes et des causes de l'hydrophobie prouvera, à ce qu'il me semble, que ce consentement unanime ne peut être que l'effet de la *terreur générale* qu'ont inspirée toutes les fables qu'on a débitées au sujet de cette maladie; car le propre de la terreur est, comme l'on sait, de tenir l'esprit dans un assujettissement honteux, de priver l'âme de son activité, et de remplir l'imagination de chimères qui en ferment toutes les avenues à la vérité. Rien n'est plus difficile que *de détruire les préjugés entretenus par cette cause*; ceux qui en sont fortement infectés s'imaginant qu'il serait dangereux de braver de pareils préjugés, refusent constam-

ment de prêter l'oreille aux premiers qui tentent de lever le bandeau de l'erreur, et re-
jettent même avec dédain toutes les observations contraires à leur manière de voir.
Quelque faible que soit en conséquence l'espoir que j'ai de réussir parfaitement, *l'objet*
dont il s'agit étant *de la plus haute importance, l'intérêt général* me détermine à exposer les *raisons* qui me forcent à m'écarter de
l'opinion généralement reçue : *elles sont le
résultat de quarante ans de réflexions et d'expérience.*

Tous les virus produisent des symptômes
constants et invariables, qui ne laissent aucun
doute sur leur action : *tous peuvent s'inoculer ;* ce qu'on ne peut pas dire du *prétendu
virus hydrophobique.* Tous les effets qu'on lui
attribue, la *perte de l'appétit, l'écume,* la *fureur, l'horreur de l'eau même et les convulsions, sont* évidemment *engendrés par d'autres causes.*

Personne n'ignore, par exemple, qu'il est
ordinaire à tous les chiens malades de refuser
les aliments, d'avoir l'air triste, les yeux hagards, et d'être insensibles aux caresses de
leur maître L'écume leur sort de la gueule et

des narines dans les inflammations de la gorge et des poumons, mais surtout dans une espèce d'*esquinancie contagieuse parmi ces animaux*, comme s'en sont assurés Joseph de Aromatariis, Meibomius, et tous ceux qui, s'étant occupés toute leur vie de former des meutes de chiens, ont été à portée d'en observer les maladies. Le célèbre *Dufouillou, dont l'autorité est ici de plus grand poids, admet sept espèces de rages,* dont *deux sont,* selon lui, *incurables, et se gagnent entre les chiens* comme la peste entre les hommes; mais il ne croit pas que *les derniers soient susceptibles de cette contagion.* Doit-on balancer à préférer le témoignage d'une foule d'observateurs attentifs, seuls en état de juger du fait, à des *bruits populaires?*

La fureur du chien n'est pas plus un indice de virus; cet animal, naturellement ardent et féroce, *devient facilement furieux quand on s'obstine à l'irriter et à le poursuivre; lors surtout qu'il se sent blessé, il se précipite sur ceux qui le menacent :* les *obstacles* qu'on lui oppose, loin de le retenir, *augmentent alors sa férocité.*

L'on objectera que la fureur qui caracté-
rise l'hydrophobie est continuelle, qu'elle
n'est déterminée par aucune cause apparente,
que d'ailleurs le concours des symptômes qui
l'accompagnent ne laisse aucun doute sur l'é-
tat de l'animal, que le son de sa voix est effrayant, qu'il cherche continuellement à mordre, qu'il erre çà et là avec les yeux égarés et
étincelants, que les autres animaux, la mère
même qui l'a nourri, n'osent en approcher.

Ces objections ne peuvent en imposer qu'à
ceux qui n'ont pas eu de fréquentes occa-
casions de voir des chiens malades. *Quelle
que soit la cause de leurs souffrances, les autres s'en écartent; ils deviennent fréquemment difficiles à contenir*, et *ils quittent* quelquefois pour toujours *leur maître*, dans la sai-
son de l'année où *ils sont animés par ce feu
ardent* que la *nature allume pour la propaga-
tion de l'espèce.*

La fureur spontanée, l'horreur de l'eau et
les autres signes propres à la rage, se trouvent
généralement réunis, lorsque les viscères du
bas-ventre ou le cerveau sont affectés d'inflammation, ou rongés par des vers. Un chien,

chez qui tous ces symptômes étaient portés au plus haut degré, avait répandu la terreur dans les environs d'Hambourg; les caractères propres à l'hydrophobie s'étaient manifestés chez la plupart de ceux qu'il avait blessés. Tout le monde le fuyait; un jeune médecin cependant, animé par l'intérêt public et par le désir de s'instruire de la cause de l'hydrophobie, poursuivit l'animal et parvint à le tuer. Il pria à l'instant Paullini, qui se trouvait alors dans ce canton, de le seconder pour faire l'ouverture du cadavre. Ceci se passa en 1674, dans un temps où l'on était généralement convaincu que non seulement le contact, mais même la vapeur d'un hydrophobe, quoique privé de vie, pouvait communiquer la maladie. Cette idée était appuyée du témoignage d'une foule d'auteurs. Ces deux médecins crurent, en conséquence, devoir prendre la précaution de se munir de tous les préservatifs connus pour se mettre à l'abri de la contagion. Néanmoins à peine la tête de l'animal fut-elle ouverte, que Paullini chancela et tomba en défaillance, et le jeune homme vomit : le cadavre n'exhalait cependant aucune odeur fé-

tide. Le cerveau parut réduit en fonte par la
putridité et rempli de vers, dont plusieurs
étaient renfermés dans des espèces d'hydati-
des. Il restait aussi un ver dans les intestins (1).

L'ouverture de quantité d'animaux morts
d'hydrophobie a souvent offert les mêmes résultats, d'où il est évident que les symptômes
qu'on a observés chez eux n'étaient pas l'effet d'un virus particulier, mais d'une affection
organique qui ne peut se communiquer d'un
individu à l'autre. *On ne doit donc attribuer
qu'à la peur seule* l'état où se trouvèrent les
gens de l'art qui firent l'ouverture du chien
dont je viens de parler, ainsi que les effets
qu'ont éprouvés quelques-uns de ceux qui ont
eu le malheur d'être mordus par des animaux
hydrophobes.

Quantité de causes peuvent d'ailleurs déterminer chez l'homme l'horreur de l'eau : telles
sont les inflammations de la gorge, de l'œsophage, de l'estomac et des intestins; l'affec-

(1) V. *Christiani Franc. Paullini cynographia curiosa,*
Norimberg, 1485, in-4.

tion hystérique ; la suppression d'une évacuation habituelle ; le refroidissement subit lorsque le corps est couvert de sueurs ; les blessures des nerfs ou des tendons, car on ne peut attribuer qu'à cette dernière cause les symptômes d'hydrophobie dont ont été affectées certaines personnes qui s'étaient déchirées avec un clou, ou qui avaient été mordues par des coqs, des canards et autres animaux innocents. Une forte contusion à la malléole externe a été suivie, par la même raison, de symptômes d'hydrophobie au bout de six jours, et le malade périt le lendemain (1). On trouve dans les auteurs quantité d'exemples de ce genre. On les observe très-fréquemment dans les pays chauds et humides, ainsi que *le tétanos, qui n'est réellement qu'une variété de l'hydrophobie.*

Mais ce qu'il est essentiel d'observer ici, c'est que la cause la plus puissante de l'horreur de l'eau, chez l'homme, c'est la *terreur* : les signes les plus constants qui précèdent ce symptôme terrible, les seuls dont tous ceux qui ont

(1) Voyez Èrasme Darwin, *Zoonomia*, part. II, class. III p. 11-15.

écrit sur cet objet conviennent, sont communs à toutes les autres affections vives qui troublent l'esprit et étouffent la raison. Parmi ceux qui ont été blessés par un animal hydrophobe, *quelques-uns périssent sans avoir aucune horreur de l'eau; d'autres, loin d'être furieux,* restent calmes ou même insensibles jusqu'au moment fatal qui termine leurs jours, mais *tous sont plus ou moins sombres, rêveurs, inquiets;* on les voit marmotter entre les dents, chercher la solitude, fuir le grand jour; *leur physionomie porte l'empreinte de la tristesse;* ils ont les yeux égarés, hagards, et d'une sensibilité extrême; le moindre bruit les trouble, leur voix est tremblante, *leur sommeil est agité par des rêves qui deviennent de jour en jour plus affreux;* au bout d'un certain temps, *les traits et la figure de l'animal qui les a mordus se présentent à leur esprit; ils s'imaginent être aux prises avec lui; ils se réveillent en sursaut, en jetant des cris effrayants;* alors le mal est à son comble; quelquefois ils mordent et déchirent tout ce qu'ils peuvent atteindre; la *respiration est toujours extrêmement gênée,* et ils périssent, le plus communément, *dans les convulsions.*

Peut-on attribuer *à d'autre cause qu'à la terreur seule les mouvements convulsifs* dont sont agitées quantité de personnes, à la vue seule d'un chien ou d'un loup furieux ; *le seul soupçon de la rage n'a-t-il pas souvent suffi pour donner la mort ?* N'a-t-on pas maintes fois reconnu, lorsqu'on a fait les recherches les plus convenables pour s'assurer de l'état où se trouvaient réellement les animaux dont la morsure avait été suivie de symptômes d'hydrophobie, que *les soupçons qu'on avait eus étaient dénués de fondement ?* plusieurs de ces animaux n'ont-*ils pas survécu long-temps bien portants, lorsqu'on ne les a pas sacrifiés sur-le-champ à une vaine terreur* (1) ? N'avons nous pas des preuves nombreuses qu'on a toujours fait disparaître les signes précurseurs de l'hydrophobie, lorsqu'on est parvenu à convaincre ceux qui en étaient atteints, que l'animal qui les avait blessés n'était

(1) J'ai donné un exemple du premier genre dans quelques journaux, le 20 pluviôse an 8. On en trouvera du second genre dans *les Réflexions sur l'influence des affections morales dans la rage,* etc., publiées dans le même temps par Benjamin Levraud, qui se trouvent chez GABON, libraire, place de l'Ecole de Médecine.

pas hydrophobe; tandis que des personnes
faibles et pusillanimes, qui avaient reçu une
légère blessure, ont péri de la rage, en apprenant, au bout d'un grand nombre d'années,
que quelques-uns de ceux qui avaient été
blessés en même temps qu'elles par le même
chien, avaient été victimes de cette cruelle
maladie. Deux frères furent ainsi mordus, en
Languedoc, à la même heure, par le même
chien; l'un s'embarqua sur-le-champ pour
l'Amérique; l'autre resta dans sa patrie, et
mourut hydrophobe au bout de peu de jours.
Le premier, de retour, après dix ans d'absence, dans son pays natal, y apprend le genre
de mort de son frère; à l'instant il est pris de la
rage et y succombe en peu de temps.

Comment méconnaître la puissance de l'i
magination, dans le trouble que produit, sur
certaines personnes, l'aspect du cadavre d'un
hydrophobe (1), ou même le souvenir des

(1) Metzler, dans une dissertation sur la rage, publiée
y a une vingtaine d'années, raconte que plusieurs chirurgiens appelés pour faire l'opération césarienne à une
femme grosse de huit mois, qui venait de mourir hydrophobe, ayant été saisis de frayeur, prirent la fuite; mais
que la femme d'un paysan qui demeurait dans le voi-

tourments qu'ont éprouvés ceux qu'on a vu périr de cette maladie? Un médecin célèbre même, Thémisson, en éprouvait les signes précurseurs à chaque fois qu'il songeait à un de ses amis qui en avait été victime, malgré tous les soins qu'il lui prodigua.

Il est aisé de rendre raison de tous les phé-nomènes que présente l'hydrophobie, en faisant attention aux effets que produisent, sur l'économie animale; toutes les impressions vives ou souvent réitérées. Ces effets agissent continuellement sur nous sans que nous puissions en apercevoir la chaîne, et ils ne cessent qu'avec la vie. Les aversions formées insensiblement dans l'âge le plus tendre se manifestent souvent dans certaines circonstances particulières, au moment qu'on y songe le moins. Ces aversions tirent leur source de l'extrême facilité qu'ont les enfants de prendre les manières de voir et de sentir de ceux qui les environnent habituellement. Les exemples de ce genre sont extrêmement communs. Ainsi ceux qui ont été élevés dans des apparte-

sinage, plus hardie qu'eux, fit l'opération avec un couteau de table, et sauva l'enfant.

ments propres, où l'on fait une guerre continuelle à l'araignée, et qui ont vu certaines personnes saisies de frayeur et agitées de mouvements convulsifs à son seul aspect, ne peuvent
jamais voir cet insecte innocent, sans éprouver
les mêmes sensations dont d'autres ont été
affectés en leur présence, parce que, d'après
les lois immuables auxquelles l'économie
animale est assujétie, *tous les mouvements
convulsifs, le rire même et le bâillement, se
communiquent avec facilité d'un individu à
l'autre, et se renouvellent à chaque fois
que la cause qui les a déterminés se repré-
sente.* On ne peut même douter que certains
mouvements convulsifs sont héréditaires, et
ont été transmis des parents aux enfants.

Toutes les tentatives qu'on fait pour vaincre ces espèces d'antipathies sont infruc-
tueuses; et si l'on s'obstine à les brusquer, il
peut en résulter les effets les plus funestes.
Quantité de personnes éprouvent, malgré
elles, des *mouvements convulsifs* à la vue non-
seulement d'un *reptile*, d'une *araignée*,
mais même d'un *crapaud*, d'une *chenille* ou
de *quelque autre animal*, que tout homme qui
n'a pas été élevé de manière à contracter une

pareille aversion, contemple et manie même avec une parfaite sécurité. *Ces mouvements convulsifs ont été quelquefois suivis de véritables symptômes d'hydrophobie.* Doit-on, en conséquence, être étonné que *la vue ou l'égratignure la plus légère du chien le mieux portant, produisent des effets semblables sur quantité d'individus, dans les pays où l'on berce les enfants de fables effrayantes sur la rage, et où ces premières impressions sont fortifiées par quantité de circonstances particulières*, dont il n'est pas possible de faire ici l'énumération. Outre qu'ils voient souvent des *personnes d'un âge mûr se détourner et fuir, saisies d'effroi à l'aspect d'un chien inconnu, on leur recommande sans cesse de ne jamais approcher d'aucun animal de ce genre, sous peine de gagner la rage.*

L'intervalle immense qu'on observe quelquefois *entre l'instant de la morsure et l'accès d'hydrophobie, est encore un des effets ordinaires aux fortes impressions d'horreur.* La cause la plus légère renouvelle souvent ces impressions, lorsqu'on les croit entièrement effacées; leurs effets secondaires sont même quelquefois plus funestes que les premiers, lorsque

l'énergie du principe vital se trouve fortement affaiblie par des chagrins vifs, par des
excès ou une maladie grave. Tout homme
exercé dans l'art de guérir a certainement
observé, en recherchant la cause éloignée
des manies les plus rebelles, *qu'elles tiraient
fréquemment leur origine, chez les adultes, des
vives frayeurs dont ils avaient été frappés
dans leur enfance.* Les signes précurseurs de
ce genre de manie sont absolument les
même que ceux de l'hydrophobie; quand ils
sont sur le point de parvenir à leur plus haut
période, le sommeil est également agité; les
sens n'étant plus alors distraits par aucun objet
externe, l'esprit est plus vivement frappé des
idées qui l'ont occupé la veille. *Ainsi quantité
de personnes fort sensibles,* qui ont paru apprendre avec indifférence la mort d'un ami,
*en sont très-vivement affectées pendant le
sommeil, et se réveillent les yeux baignés de
larmes.*

L'hydrophobie offre des variétés sans nombre, de même que les différents genres de manie, suivant la force des émotions qui ont déterminé cette affection, et suivant le tempérament particulier à chaque individu. Toute

commotion vive, qui prive le principe vital
de son énergie, et qui tient l'âme dans une
espèce de stupeur, trouble à l'instant l'ordre
et la régularité de la circulation ; le pouls
devient en conséquence petit, serré, irrégulier et précipité ; les petits vaisseaux se con-
tractent fortement, les liquides, ne pouvant
plus se porter vers la surface du corps, refluent
vers les viscères internes, y déterminent des
engorgements énormes ou des épanchements,
d'où résultent une difficulté extrême de respirer, des mouvements convulsifs, des envies
de mordre et autres symptômes effrayants,
qui sont autant de moyens que la nature em-
ploie constamment pour vaincre les obstacles
qui s'opposent à la liberté de la circulation, et
reculer le moment fatal, lorsqu'elle est sur le
point même de succomber. Ainsi les guerriers
les plus intrépides, vaincus par l'excès des
douleurs, sont agités de mouvements convulsifs et mordent la poussière en expirant.

Enfin, plus on compare les symptômes de
l'hydrophobie avec ceux qui sont propres
aux affections de l'esprit, plus on est frappé
de leur parfaite ressemblance. Je ne suivrai
pas plus loin cette comparaison ; je me con-

tenterai d'ajouter que telle tentative qu'on
ait faite pour inoculer le prétendu virus des
hydrophobes, on n'a jamais pu y réusssir. Je
pourrais citer ici le témoignage du *citoyen Giraud, chirurgien du grand Hospice de Paris,
qui a inoculé plusieurs chiens avec de la salive
prise sur des hydrophobes agités de mouvements convulsifs; aucun de ces chiens n'a ga-
gné la maladie; j'ai moi-même porté souvent
le doigt à nu dans leur bouche, pour m'assurer de l'état de la langue et de la gorge; jamais il ne m'en est rien arrivé de fâcheux.* On
n'en redoute plus la *vapeur, et on ouvre aujourd'hui hardiment leurs cadavres. On a
mangé impunément le lait, le beurre, la chair*
de plusieurs animaux qui avaient été *réellement affectés de symptômes d'hydrophobie;
des hommes hydrophobes ont sacrifié à Vénus
dans le fort de l'accès, quelque temps même
avant d'expirer; et la santé de celles qui ont
été obligées de céder à leur fureur n'en a
pas été altérée.* Enfin, on rencontre encore,
dans certains pays, *des hommes qui appliquent
hardiment leur bouche sur la plaie,* immédiatement après la morsure de *l'animal enragé,*
et qui, à l'exemple des Psylles, tant vantés

dans l'antiquité, prétendent avoir la vertu d'enlever, par la succion, tout le venin. Il est bien reconnu aujourd'hui que tout ce qu'on a dit du privilége particulier dont jouissait la famille des Psylles est fabuleux, et que ces hommes ne l'emportaient sur les autres hommes que par leur intrépidité ; *ce qui doit nous convaincre que la fermeté suffit pour mettre à l'abri de l'hydrophobie.* On pourrait ajouter que cette maladie terrible n'attaque qu'un petit nombre de *ceux qui sont mordus, et particulièrement les gens crédules, timides, mélancoliques, élevés dans la mollesse et infectés des préjugés populaires.* Mais l'examen des moyens curatifs qui ont été employés avec le plus de succès achèvera certainement de dissiper tous les doutes qu'on pourrait encore avoir à ce sujet.

Il suffit de faire l'énumération des remèdes les plus vantés contre l'hydrophobie, pour convaincre tout homme exempt de préjugés, qu'on ne peut attribuer leurs succès qu'à la confiance aveugle qu'on a eu l'art d'inspirer aux malades (1) : *les plus absurdes ont réussi.*

_____

(1) Dans le temps où l'on parlait beaucoup de la rage

On a prétendu 1º que *l'ombre de certains arbres* pouvait *déterminer la rage ou en préserver;* 2º qu'on n'avait rien à redouter d'un *chien blessé par un animal enragé*, si, dès le commencement du jour, *il en mordait un autre parfaitement sain,* parce que *le dernier emportait tout le venin;* 3º que *le plus sûr préservatif* était de *se faire lécher la plaie par le chien même dont on avait été mordu*, ou d'y appliquer *de la chair chaude et sanglante,* tel que le *croupion plumé ou écorché d'un coq,* un *pigeon* ou une *grenouille, coupés vivants* par le milieu, suivant leur longeur, pour attirer le venin au dehors, etc., etc...

Les moyens dont le crédit s'est le plus long-temps soutenu n'ont dû leur efficacité qu'à la *superstition:* tels sont les *amulettes* de

à Paris, je vis un homme de campagne qui était venu pour débiter un remède qu'on conservait depuis des siè-cles dans sa famille, et qui, à ce qu'il prétendait, n'a-vait jamais manqué de guérir de la rage, lorsque l'hor-reur de l'eau ne s'était pas encore manifestée. Je lui fis plusieurs objections, et il me dit pour toute réponse qu'il ne donnait son remède qu'à ceux qui paraissaient con-vaincus de son infaillibilité, mais qu'il ne répondait pa . de la guerison des autres.

différents genres qu'on suspendait au col du malade, le *pain sans levain sur lequel les magiciens avaient écrit certaines paroles ;* les *instruments de musique les plus sonores,* employés de la manière la plus propre à ébranler l'imagination, et à jeter les malades dans une espèce d'enthousiasme capable de les distraire de l'objet dont leur esprit était frappé ; enfin, les *clefs destinées à ouvrir les portes de certains temples.* Des observations sans nombre prouvent que de *légères brûlures pratiquées avec une clé de ce genre,* ont *toujours suffi pour guérir, et même pour préserver à jamais de la maladie,* non-seulement les hommes, mais même les animaux, dans tous les pays où les peuples étaient parfaitement convaincus que la divinité daignerait venir à leur secours dans ces circonstances fâcheuses ; tandis que dans tous les autres endroits où la croyance n'était pas la même, *les brûlures les plus profondes n'ont jamais été d'aucune efficacité.*

Les éloges outrés qu'on a fait encore récemment du fer et du feu contre la rage, sont certainement un reste de l'ancienne superstition ; aucun fait bien constaté ne prouve

a supériorité de ces moyens sur ceux que
nous venons d'indiquer. Jamais la cautérisation, ni même l'amputation du membre
blessé, n'a arrêté les effets de la morsure de
la vipère ou du serpent à sonnette, ni de
tout autre animal qui laisse une poison actif
dans la plaie qu'il a faite. On doit porter le
même jugement à l'égard de tout virus ap-
pliqué sur la surface du corps. Les médecins
les plus célèbres de l'antiquité, Galien entre
autres, ont remarqué que dans ces cas la
cautérisation, loin de détruire le virus, en
favorisait l'absorption et en augmentait l'activité. Je répondrai, avec l'illustre Botal, à
ceux qui tentent tout pour donner du crédit à
l'opinion contraire, que « après avoir appli-
qué les remèdes qui corrodent le plus fortement les chairs, l'ulcère reste sec pendant
huit jours; mais cet état même, loin d'être
utile, est fort dangereux, car il faut, autant
que possible, débarrasser, à l'instant même, la
partie de la matière de la contagion. Qu'on
se garde bien de croire que plus on brûle pro
fondément, plus on en tire d'avantage; *jamais
on ne peut détruire tout ce qui est infecté: ce
qui reste de virus, retenu, emprisonné par le*

caustique, affecte plus vivement les parties voisines de l'ulcère (1). »

On doit encore moins compter sur les scarifications profondes; elles sont, de l'aveu même de Dioscoride, bien inférieures au feu. Ceux qui y ont recours exposent donc sans nécessité les malades à des douleurs cruelles.

On ne peut douter, d'après tout ce que nous venons de dire, que le *seul moyen de préserver de l'hydrophobie est de rassurer ceux qui la redoutent, d'écarter de leur esprit tout ce qui peut favoriser leur erreur et réveiller leurs alarmes.* Il faut enfin, comme l'a recommandé Cœlius Aurelianus, ou plutôt Soranus, il y a près de dix-huit siècles, leur administrer absolument le même traitement qu'à ceux qui sont affectés de manie. Cet auteur rejette le fer et le feu; il croit que les ventouses mêmes peuvent aggraver le mal; mais il veut, *dès qu'on a reconnu les signes précurseurs de*

(1) On trouvera de plus grands détails sur la manière d'employer les caustiques, p. 574, vol ii des Commentaires que j'ai ajoutés à la traduction du *Traité de la Gonorrhée et des Maladies vénériennes* de BELL, 2 vol. in-8., qui se trouvent chez GABON, place de l'École-de-Médecine.

l'hydrophobie, qu'on empêche ceux qui en sont affectés de se livrer au sommeil jusqu'à ce qu'on soit parvenu à chasser de leur esprit l'idée qui les occupe, parce que, dans ce cas, *le sommeil suffit pour déterminer l'accès.* Il regarde surtout comme très-éssentiel de ne laisser auprès d'eux que des *personnes extrémement prudentes, de ne pas les entretenir de fables,* de se borner à répondre *à leurs questions de manière à paraître leur céder,* et de tâcher néanmoins, *sans heurter de front leur opinion, de les convaincre de la fausseté des objets dont leur imagination est frappée, de rendre enfin peu à peu ces mêmes objets absurdes à leurs yeux, et absolument incroyables.*

Le docteur Douglas, médecin anglais, après avoir longtemps tenté sur un très-grand nombre d'hydrophobes, un spécifique de son invention, a été obligé de revenir à la *méthode de Cœlius-Aurelianus,* et de convenir *qu'elle était la plus sûre de toutes.* Cet aveu de *l'homme le plus exercé dans le traitement de ce genre de maladie* démontre évidemment qu'il faut *uniquement tranquilliser l'imagi-*

nation, pour *guérir* ou *préserver de l'hydro-*
phobie.

Mais la preuve la plus convaincante que
cette maladie *est uniquement l'effet des pre-*
mières impressions que nous avons reçues, et
qu'on peut l'anéantir en déterminant chez les
enfants des impressions contraires, c'est que
la rage est inconnue, et qu'on ne croit pas
même qu'elle puisse exister, dans tous les
pays *où l'on a une sorte de vénération pour le*
chien, et où l'on est convaincu que cet animal est ami de l'homme et incapable de
nuire. Ainsi on rencontre dans toute la Turquie, dans Constantinople surtout, quantité
de *chiens affamés et errants, qui n'ont point*
de maître; on les approche avec sécurité, et
l'on n'y entend jamais parler de la rage. On
objectera en vain que cette différence tient
à la nature du climat; les mêmes pays où la
rage est absolument inconnue aujourd'hui,
la Turquie Asiatique surtout et l'île de Can-
die, passaient autrefois pour en être le
berceau, et elle y était même en quelque
sorte épidémique, au rapport de Cœlius Aurelianus. Il est donc évident qu'on ne peut attribuer l'avantage dont jouissent aujourd'hui

ces peuples, qu'à la *sécurité qu'on leur a ins-pirée dès l'enfance.*

En conséquence, quelque absurde que puisse paraître l'opinion que je propose, je ne doute nullement qu'en prenant *toutes les précautions convenables pour inspirer à nos enfants la même sécurité à l'égard de la rage,* on ne parvienne, un jour, à anéantir entièrement cette maladie, au point que son existence paraîtra aussi incroyable à nos arrière-neveux que celle des sorciers et des revenants; ils seront même étonnés que l'opinion contraire ait dominé si longtemps, et ils se rappelleront avec plaisir le siècle célèbre d'ailleurs par tant d'événements étonnants, où l'humanité aura été délivrée d'un aussi funeste préjugé.

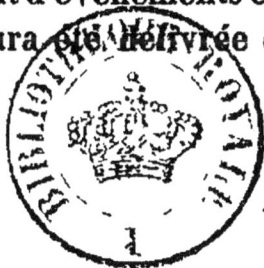

FIN.

TABLE.

TABLE

DES MATIÈRES.

———

Quatre personnes sont mordues par le même chien présumé enragé.—Trois d'entre elles, cautérisées sur le champ ou à peu près, n'éprouvent aucun accident sérieux. — La dernière, qui ne se fait cautériser que le quatrième jour, devient enragée au bout de quarante-cinq jours, et meurt après treize heures d'atroces souffrances.

OBSERVATIONS.

été réellement déterminée par des discours imprudents, qui les ont effrayés, dans le moment où ils ne songeaient plus à leur accident.

FIN DE LA TABLE.

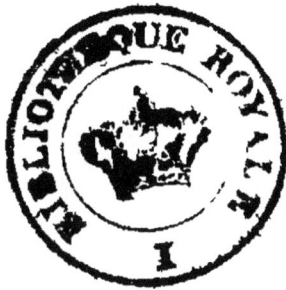

www.ingramcontent.com/pod-product-compliance
Lightning Source LLC
Chambersburg PA
CBHW070522200326
41519CB00013B/2889